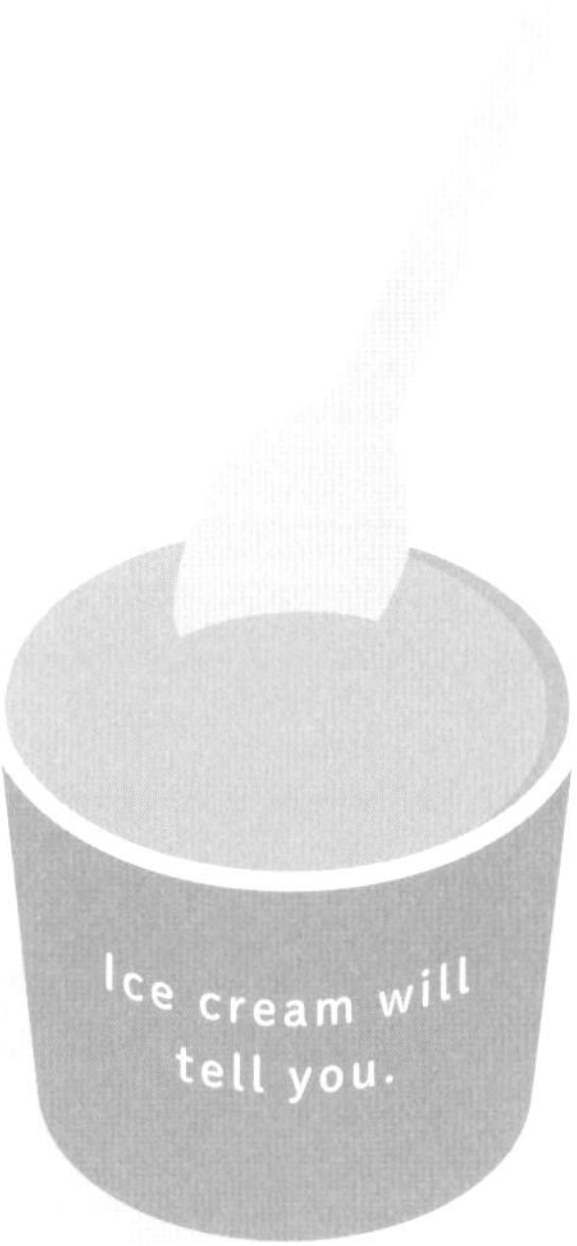

アイスクリームが教えてくれる

「こころ」を健康にする本Ⅲ

大野裕

日経サイエンス社

小さな工夫を日常に取り入れてみませんか?

目次

第1章 コロナを乗り切るこころの健康学
——生きづらさを力に変える方法

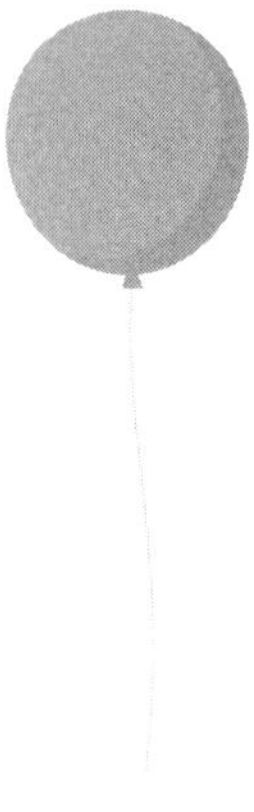

第2章 アイスクリームが教えてくれる――自分らしさに目を向ける方法

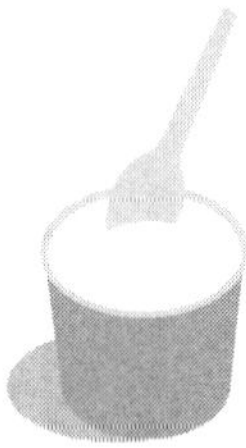

第3章 家庭のなかで 社会のなかで——こころ豊かに過ごす方法

第4章 いまできることを探そう ――行動で不安を和らげる方法

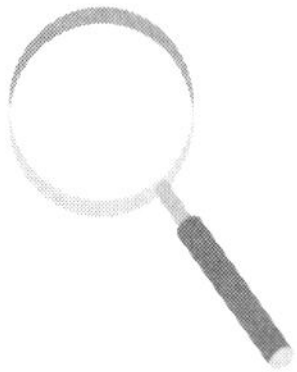

装丁　夏来怜

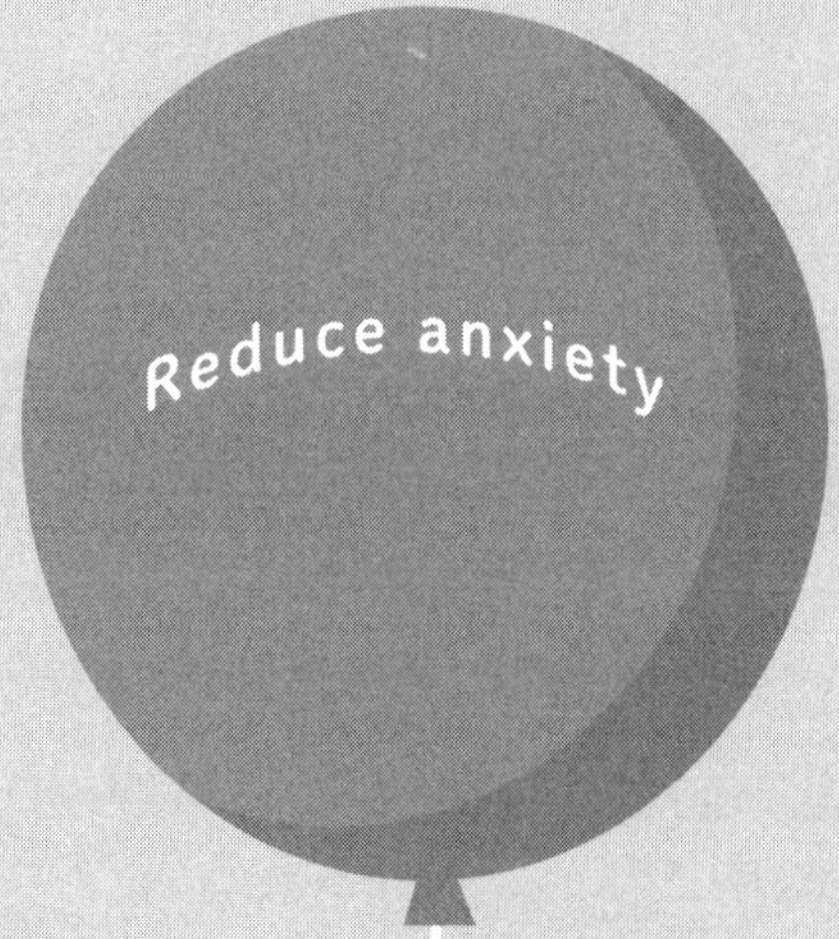

第1章 コロナを乗り切るこころの健康学

——生きづらさを力に変える方法

意識して自分らしさを取り戻す

新型コロナウイルスの感染拡大に伴う生きづらさの最大の原因は、ウイルスが目に見えないことにある。当たり前だが、ウイルスがどこにどのように隠れているのか、自分の目で確認することはできない。自分がしていることが正しいのかどうかも確認することができない。そうした状況に置かれると、私たちは、ウイルスの危険を必要以上に大きく感じ、自分の力を現実以上に低く評価するようになって、心配な気持ちが強くなってくる。

安心できるかどうかわからない状況でそのように慎重になるのは、自分や自分にとって大切な人を守るために必要なこころの動きだ。しかし、慎重になりすぎるとこころも体も疲れやすくなってくる。しかも、第1波、第2波、と感染の波が繰り返し押し寄せ、しかもそれがいつ終わるかわからない状況に置かれると、ますます悲観的になって、疲れを感じるようになる。

そうしたときには、本章で紹介したような工夫をして、自分らしさを意識的に取り戻すようにしてみるとよいだろう。そうすれば、自分でも気づいていなかったこころの力を生かすことができるようになってくる。そうしたこころの態度は、新型コロナウイルス感染症のときだけでなく、日々の生活のなかでこころが疲れたときにも役に立つ。

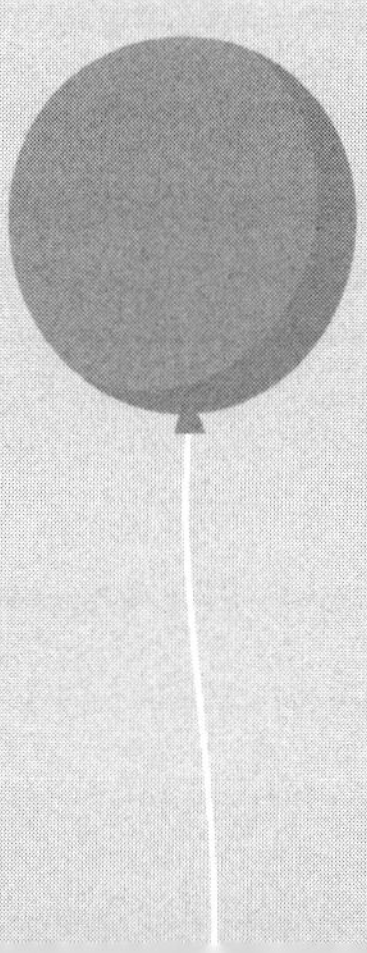

リアルな交流が大事
——話をして気持ちを軽く

新型コロナウイルス感染症が拡大してから1年以上が経過した。正直に告白すると、私は当初、新型コロナは風邪と同じで夏になれば収まるだろうと期待していた。しかし、とうとう第4波と呼ばれる状態になった。

この間、私たちの日常は大きく変化した。最初は戸惑いもあった在宅勤務も大分定着してきた。日中顔を合わすことがなかった家族と一緒に生活するようになって、関係の取り方に苦労すると聞くこともあったが、最近の調査では、逆に家族の関係が良くなっている人が多いようだ。私たちは、本能的に人間関係の大切さがわかっていて、親しい人と上手に交流できるよう工夫できているのだろう。

こうしたなか気になるのが、一人で生活していることが多い若者だ。経験が少ないだけに、在宅だと仕事や勉強の手順もわからない。話をして気持ちを和らげることもできず、一人で悩むことも多い。

そんな気持ちをいくらかでも軽くできればと考えて、私たちは２０２０年５月、チャットボット「こころコンディショナー」を公開した（１８９ページ参照）。ＡＩとの対話を通してこころを整えるデジタルツールだ。幸い多くの方に利用していただけて、これからも基本プログラムは無料で利用できるようにしたいと考えている。

一方、最近の人出の多さを見ていると、リアルな交流を求めている人が多いこともわかる。気の緩みのためと言うより、人恋しさのために外に出ているのだろう。デジタルツールをひとつの入り口として、リアルな人間関係を充実させることが大事になる。

できることを知り不安を軽く

――誇張や矛盾する情報に注意

コロナウイルス感染症が広がり、多くの人が不安になっている。正しく恐れることは大切だが、不安になりすぎると不確実な情報に振り回されやすくなる。参加している海外の精神医療の専門家仲間とのメーリングリストでも、情報源を限定するように患者や相談者に推奨した内容の書き込みが少なくない。

私たちは、不安になると、できるだけ多くの情報を集めようとして、ネットや新聞、雑誌などいろいろな情報源に当たろうとする。情報が集まれば、それだけ的確な判断ができるようになるだろうと考えるからだ。しかし、すでに気づいているように、コロナウイルス感染症に関しては誇張されたり、矛盾したりする情報も流されている。

誰かを非難する内容も多い。不安なときには、他の人の責任を追及する方が気持ちが楽になるからだ。しかし、人を非難しても問題は解決しない。人まかせになるので不安が続く。

このようなときには、自分を守るために自分にできることの情報を集めることが役に立つ。丁寧に手洗いをすることや顔やマスクの外面を触らないようにするというごく簡単なことで感染を防ぐ可能性が高くなることがわかると不安は和らぐ。外に出かけなくてはならないときに、電車のつり革やエレベーターのボタンなど、触らないといけないものに触っても、きちんと手の消毒をすることで感染が予防できる可能性があることなどがわかると安心できる。

自分にできることを具体的に意識できると不安が和らぎ、自分を守るための行動ができるようになってくる。

こころから距離を取ろう
――現実を冷静に見つめ直す

新型コロナウイルス感染症の新規感染者数の拡大が続いている。そのような報道で、これまでの自分たちの努力が足りなかったと感じやすい。

みんなで努力しているにもかかわらず、少し感染者数が減少したと思うとすぐに増加に転じることが繰り返されると、自分が無駄なことをしてきたような気持ちになる。気持ちが落ち込んで、「どうせ何をやってもダメだ」といった考えが強くなる。いつの間にか自分の悲観的な世界に入り込み、これまでの努力を続けようという意欲が失われてくる。

大事になるのがこころのディスタンシングだ。距離を取るという意味のディスタンシングという言葉は、新型コロナ感染症対策でも、身体的距離を取ることの大切さを伝えるために使われている。こころのディスタンシングは、自分のこころから距離を取って、現実を冷静に見つめ直すことで、ストレスに対処するときに大切だとされている。

この冬の新規感染者数の増加は、空気の乾燥や寒さが影響している部分もあり、必ずしも私たちの対応が不十分なせいだとは言い切れないように思える。残念なことに重症になったり命を落としたりする人がいるのはたしかだが、第1波、第2波は抑え込むことができた。

これは、私たち誰もができる限りの工夫をして感染を防ぐ努力をしてきたからだ。強いストレスを感じている状況では、問題に対して自分ができていることにも目を向けることによってこころの力をいかせるようになってくる。

何が良いか冷静に考える
——「学習性無力感」の実験

緊急事態宣言が解除されて人の流れが増えている（2021年4月）。その様子を見ていると、50年以上前に心理学のマーティン・セリグマン博士が発表した「学習性無力感」の実験を思い出す。「どうせ何をしてもダメだ」という無力感を学習すると、頑張らなくなることを実証した実験だ。

動けなくさせた犬の脚に電流を流す装置をつけ、ボタンを押せば電流を止められる群と、止められない群を作って反応を比べる。ボタンを押しても電流を止められない犬は、「どうせ何をしてもダメだ」という無力感を学習することになる。

その犬を床に置いて床に電流を流すと、ボタンを押せば電流を止められることを学習した犬はその床の上から逃げ出すが、ボタンを押しても電流を止められなかった犬は床の上から動かない。「どうせ何をやってもダメだ」と考えた犬は、あきらめて何も工夫をしなくなるのだ。

緊急事態宣言を出しても大幅に減らなかったといわれると、「何をやっても同じだ」という考えに陥りやすい。一時の大幅な感染者数の増加から見ると確実に減っているのは事実だ。何が良くて何が良くなかったかを冷静に判断し、明確なメッセージを発信すれば、多くの人が抱いている無力感は和らぐ。

新年度になって新たな社会に足を踏み出す人も多いが、うまくいかないこともあるだろう。そうしたときに「やっぱりダメだった」ではなく、何が良くて何が良くなかったか冷静に考えられれば、先に進んでいくエネルギーが湧くことを忘れないでほしい。

つらいときは「手立て探し」を

――自分や周囲を責める気持ち和らぐ

前回「学習性無力感」の実験について紹介した。「学習性無力感」は、努力をしても失敗体験が続くと、自分の力のなさを感じて「どうせ何をやってもダメだ」と考え無気力になる状態だ。そのような心理状態になると、それ以上工夫したり努力したりしなくなる。

そうした状況に置かれても、自分の力で切り抜けられるとわかると、つらい状況を切り抜けるための手立てを考え、行動できるようになる。この実験はその後も関連した実験が行われている。中でも、私が関心を持ったのが、つらい状況に置かれたときの犬のホルモンの変化を調べた実験だ。

どうしてもつらい状況を切り抜けられなかった犬はもちろんだが、工夫して切り抜ける方法を見つけた犬も、その方法を見つけるまではストレスホルモンがたくさん分泌されていた。大変な思いをしていたことがわかる結果だ。

新型コロナウイルス感染症で、多くの人が学習性無力感の状態にある可能性がある。だからといって、そこであきらめてしまわないことだ。あきらめてしまうと、それ以上先に進めなくなる。

ストレス関連ホルモンの実験でわかるように、そのときにはこころや体が辛くても、対処する手立てが見えてくると、心身が軽くなる。その間は工夫を続けることが大事だが、そのときに、なぜこうなったのかと「原因探し」をしすぎると、自分や周囲を責める気持ちが強くなってつらくなる。気づいたときは、どうすれば問題に対処できるか「手立て探し」をすると良い。

現実に合わせ、期待修正を
——可能な対応策を考える

新型コロナウイルスの感染拡大を受けた緊急事態宣言に対して、さまざまな意見が出されている。感染拡大の抑制を期待する意見もあれば、宣言の発出が遅すぎる、または経済ダメージを心配する意見もある。

これまで頑張ってきた人の場合は一般に、怒りの感情が生まれやすい。第2波、第3波と感染の波が押し寄せるたびに期待が裏切られたように感じやすくなるからだ。

これは感染対策に限ったことではなく、何をするにしても、ポジティブな期待は私たちの行動を支えるエネルギーになる。こうなってほしいという自分の夢を持ち続けることができれば、少しくらい大変な状況に直面しても、その期待が実現するように頑張ることができる。

しかし、頑張る気持ちが強ければ、それに見合った形で期待が実現しないと、落胆も大きくなりやすい。自分がこころの中で描いていた夢のような現実が急に消えてしまったように感じて、夢を見ていた自分を責めたり、その夢の実現を妨げているように思える人に対する怒りが強くなったりする。夢と現実のギャップが大きいために、がっかりする気持ちも強くなるのだ。

だからといって、何をしてもダメだと考えて期待をしなくなると、やる気を失い状況は悪化する。こうしたときには、すべてダメだと投げ出すのではなく、現実にあわせて期待を修正していくとよい。

そのうえで、いまの問題と今後に出てくる可能性のある問題を考えながら、可能な範囲で対応策を考えておくようにすることだ。

「してはいけない」の落とし穴
——できることに目を向けストレス軽く

ロシアの文豪ドストエフスキーは『冬に記す夏の印象』のなかで、シロクマのことを考えないと決めると、のべつ幕なしにシロクマが頭に浮かんでくると書いている。極端なようだが、心理学の実験からは、シロクマのことを考えないようにすると毎分1回くらいはシロクマのことが頭に浮かんでくることがわかっている。

それは私たちのこころの自然な働きのためだ。何かをしようとしたとき、何をすれば良いかを考え、できているかどうかをチェックし続けている。寝なくてはならないと考えると緊張してますます寝つけなくなる。

同じように、何かをしないようにすると、していないかどうか絶えずチェックすることになり、ストレスを感じる。腹を立ててはいけないと考えると、ますますそのことが気になる。それが極限に達すると、我慢がきかなくなってかえってその行為をしてしまうことになる。ダイエット後のリバウンドはこうした心理で起こってくる。

こうしたことを思い出したのは、新型コロナウイルス感染拡大を防ぐための外出自粛後の気の緩みが言われるからだ。巣ごもりした後に急に外に出る人が増えるのは、気の緩みというより反動なのだ。

どのようにすれば適度に行動を制限できるかだが、期限を決めることと、できることを意識することだ。じつは、これまで提案されてきたことは、「してはいけない」という禁止の意味合いが強かった。そうではなく、こうした注意をすればこれができるという、できることに目を向けた取り組みにすると、ストレスを感じることは少なくなる。

理由わかれば行動変わる
――否認と萎縮、どちらも悪影響

2020年4月、厚生労働省のクラスター対策班の活動を取り上げたNHKの特別番組を見た。クラスターに注目するという日本独自の対策が導き出された背景や、人と人との距離を十分にとるソーシャル・ディスタンシングの大切さ、外出自粛要請の理由がよくわかる内容だった。対策が導き出される経緯を伝える現場に密着した番組はじつに貴重だった。

番組のなかで何度も行動変容という言葉が出ていたが、行動を変えていこうと考えるようになるには、理由がわかることが大事だ。そうでないと、私たちは感情に動かされて行動しやすくなる。コロナウイルス感染症のように実態が見えないときには、否認や回避といった反応が起こりやすくなる。

否認とは、現実の危険から目をそらす心理的反応で、自分だけは大丈夫と考えて危険な行動をとりやすくなる。夜の街や若者の集まりなど3密と呼ばれる場所に出かける人がいるのはそのためだ。私は、マスクにも気をつけないといけないと考えている。マスクをつけているから安心だと考え、行動する人がいるかもしれないからだ。

マスクが役に立つのは、表や裏に触らないなど、きちんと使ってのことだ。もちろん、人との距離をとり、こまめに手洗いやうがいを行うことは大切だ。

一方で、不安のために行動が萎縮する回避行動にも気をつけないといけない。人との接点が減って、イライラしやすくなるし、疑心暗鬼にもなってくる。ストレスがたまって、人間関係に悪影響が出てくることもある。距離をとって散歩するなど、上手な気分転換も必要だ。

怒りには大きなエネルギー
――正反対の結果になることも

怒りはこころのエネルギーだ。不当なことをされると腹が立つ。だからこそ、理不尽さに対抗して自分を主張することができる。負けるものかと考えて、全力を出して相手に向かっていくことができる。こうした行動のエネルギー源が怒りだ。

怒りはとても大切な感情だと言えるが、大きなエネルギーを持っているだけに、好ましくない方向に進むと問題が大きくなる。そのことをあらためて考えたのは、新型コロナウイルス感染症のクラスターが発生した病院の支援をした知人の報告書を読んだからだ。

知人は、クラスターが発生したその日に支援に向かった。目にしたのは、苦情の電話に対応する病院の職員たちだった。病院では、クラスター発生を発表した当日に千件を超す怒りの電話が入り、本来の業務ができなくなっていたという。怒りというのは、不当なことをされたという判断から生まれる。

　電話をした人たちは、病院が対策をしていなかったに違いないと考えたのかもしれない。クラスターが院外に広がり、自分も感染する可能性が高まったと考えたのかもしれない。気持ちはわかるが、怒りを病院にぶつけて、患者対応さえできなくさせてしまうとすれば本末転倒だ。感染の拡大を防ぎたいという気持ちとはまったく逆の結果を生み出す行動になっている。

　今回はクラスターが発生した病院を例に挙げたが、日常場面でも同じことが起きる可能性がある。怒りには強いエネルギーが含まれるだけに、表現の仕方で正反対の結果になる可能性があることを意識しておきたい。

一呼吸置き、考えを整理

――対話型プログラムも活用

私が専門にする認知行動療法のアプローチを使ってこころを整える対話型プログラム「こころコンディショナー」を無料公開した、と前に書いた(2020年5月)。企業のメンタルヘルス対策での活用を目指してきたが、新型コロナウイルス感染症の影響でストレスを感じている人が増えていることから一般に公開することにした。

在宅勤務が増えたり、アルバイトがなくなったりして一人で過ごしている人が増えているが、孤立感は確実にこころの健康を損ねる。それでは家族がいればよいかというと、必ずしもそうとは言い切れない。

さまざまな自粛の結果、自宅にいる人が増えると、家庭のなかで今までとは違う人間関係が生まれる。誰もそばにいないという「物理的孤立」と、互いのこころの距離がうまくとれずわかり合えないという「心理的孤立」は区別して考える必要がある。実際に、国内外で、家庭内での暴力行為が増えていると報道されている。

そこまで問題が大きくなくても、つい感情的になって家庭内で衝突することは増える。避けるには、気持ちが揺れたときにすぐにそれを表に出すのではなく、一呼吸置いて自分の考えを整理したうえで、話し合うなど自分の役にたつ行動に変えていくのがよい。

考え方を整理し、適切な行動につなげるのは、認知行動療法の基本的な考え方だ。こころの整え方を解説した講演の動画もユーチューブ（https://www.youtube.com/channel/UC47pR36mUzgu8IkToQqtGtQ）にアップしたので、利用していただければと考えている。

相談、デジタルもリアルも
――利用しやすさにも配慮

気持ちが動揺したときにこころを整えるチャットボット「こころコンディショナー」を公開したことを前に紹介した。新型コロナウイルス感染症関連のストレスの軽減に使ってほしくて公開したが、もとは企業のメンタルヘルス対策の活用を意図して開発してきたものだ。

企業では、精神的な不調を感じても周囲に相談できない人が少なくない。そうした人が、まずこうしたデジタルツールを用いてこころを整え、それでもストレスが続くときには企業内や関連の相談機関を紹介するような作りになっている。言ってみれば、デジタルツールとマンパワーをうまく組み合わせることで働く人のこころの健康を高めることを目的にしたものだ。

関連した試みで興味深いのが新宿区の相談サイトだ。新宿区には、複数の相談窓口がある。こころの問題にとどまらず、経済的な内容まで様々だが、相談窓口を充実させようとすると数が増えて、利用者はどこに相談に行ってよいかわからなくなる。

そこで新宿区は、スマートフォンにいくつかのキーワードを入力すれば最適な相談窓口が表示されるサイト「新宿ソウダンナビ」を公開した。これも相談窓口を探すサイトとリアルな人との相談という、デジタルツールとマンパワーの組み合わせだ。

新型コロナウイルス感染症の流行で経済的な苦境に陥っている人も多い。こころの健康のためにもデジタルとリアルの効果的な協業が重要になっている。

背筋伸ばして生活しよう

――姿勢ひとつで気分が変わる

県をまたいだ移動の自粛が緩和され、町にも人出が戻ってきた（2020年6月）。これまで家で巣ごもり生活をしていた人たちにとって、外に出ることができるというのは、こころの健康にとっても大事なことだ。外に出ることが気分転換になるからだ。

外に出たときには、感染予防に十分気をつけるのはもちろんだが、ぜひ背筋を伸ばして前を向いて歩いて欲しい。姿勢によって気分が変わるからだ。海外には、落ち込んでいる人に、首にカラーを巻いて生活するように指導しているクリニックがあると、本で読んだことがある。前かがみになると気持ちが沈み込みやすくなるので、カラーでそれを防ごうというのだ。

同じ情報をスマートフォン、タブレット、パソコンでそれぞれ読んでもらって、その後の気分の変化を見た研究もある。その結果、パソコンで読んだ人よりもタブレットで読んだ人の方が、それ以上にスマートフォンで読んだ人の方が、気分の落ち込みが大きかったことがわかった。パソコンの大画面だと背中を伸ばして読むが、スマートフォンだとのぞき込むような姿勢になる。その姿勢が気分にマイナスに影響するのだという。

私たちは、元気だから背中を伸ばして行動すると考える。これはこころという内面が姿勢という外面に影響するという「内から外へ」の発想だ。たしかにそうだが、逆に姿勢や表情がこころに影響する「外から内へ」の動きを生活のなかで取り入れると気持ちが軽くなる。外に出たときだけでなく、家のなかでも、できるだけ背中を伸ばして笑顔で生活することが、こころの健康に役に立つ。

行動すれば不安は和らぐ
――車より電車を選んだ理由

新型コロナウイルス感染が落ち着きを見せてきたこともあって、人出が戻ってきたようだ（2020年7月）。外出自粛宣言を受けて、これまで家にいることが多かったが、家のなかにずっといるだけで、不思議に不安を感じやすくなっている自分に気づいた。

テレビやインターネットで新型コロナの情報に接することが多かったことも影響しているのだろうが、外に出て電車に乗ると新型コロナに感染するように思えて、漠然と不安になる。まるで街中や電車の中にウイルスがまん延しているように思えたのだ。そのために、外に出る用事があるときには、自分で車を運転して出かけたこともある。

しかし、冷静になって考えてみると、高齢の私でも、新型コロナウイルスに感染して重症化するよりも、運転操作を間違えて事故を起こして自分が傷ついたり、人を傷つけたりする可能性の方がずっと高い。逆に、高齢で、運転の機会が少なかったことを考えると、自分で運転する方がずっと危ない。

新型コロナウイルスはおもに接触感染で広がっていくので、みんなが静かに座っている電車の中で広がる可能性は低いといわれている。電車の中でクラスターが発生したという話も聞かない。そのように考えて電車に乗って移動するようになって、不安な気持ちは少しずつ薄らいでいった。

もちろん感染しないように注意することは大事だが、頭のなかだけで考えていると必要以上に不安な気持ちが強くなる。今回の外出自粛宣言を体験して、実際に行動することで、不安を適度にコントロールすることの大切さを身をもって体験した。

不安には「役に立つ心配」を
――対応策を事前に考える

新型コロナウイルスへの感染が判明した人の数が再び増えてきて、今まで以上に不安を感じるようになっている人も多いだろう。公開される情報だけでは感染の現状がよくわからないので、この先どうなるのか私も心配になる。人によっては外出をためらうなど、生活に支障が出てきている人もいる。

心配な気持ちが強くなってきたときには、それが役に立つ心配なのか、それとも役に立たない心配なのかを考えてみると良いだろう。

役に立たないというのは、「いつになったら新型コロナは終息するのだろう」といった、解決に結びつかないような心配だ。いつ終息するかは、感染症の専門家でも予測することができない。専門家でない私たちが予測することなどできないのだが、私たちは不安なときほどはっきりした結果を求めたくなる。

しかし、考えてみれば、私たちの生活で確実なことはまずないと言ってよい。翌日何かしようと計画を立てたとしても、それができるかどうかは翌日になってみないとわからない。計画通りにできない可能性を考えても役に立たない。もし心配だったら、計画通りにいかないときにどうするかを考えておくようにするのが普通だろう。

このように、良くない可能性が現実に起きたときの対応策を考えるようにするのが、役に立つ心配だ。新型コロナウイルス感染症でも、終息するかどうかという予測不能のことで思い悩むのではなく、終息まで長引いたときや終息したときにどうするかを事前に考えておくと、心配が、次につながる役に立つものになる。

考えすぎない3つの方法
——「心配タイム」で先延ばしも有効

心配には役に立つ心配と役に立たない心配がある、と前回書いた。心配をきっかけに次の手立てを考えられるのが役に立つ心配の仕方だということはわかる。でも、役に立たないとわかっていてもあれこれ考え込んでしまうと悩む人もいるだろう。

そのように考え込んでしまって苦しくなるのを防ぐためには、次の3つの方法がある。（1）行動で考えを止める方法、（2）別のことを考えることで心配な考えを止める方法、（3）時間を決めて心配する方法だ。

まず、行動で考えを止める方法にしても、別のことを考える方法にしても、心配な考えが堂々巡りになっていることに気づくことが必要だ。考えて辛くなっていて、しかし次の行動につながる考えが浮かんでこないことが多い。そのような状態になっていることに気づいたときには、すぐに体を動かしてみる。体操でもストレッチでも、散歩でも、体を動かして、その動きに気持ちを向けると、心配な考えから無理なく離れていくことができる。

もう一つの方法は、考えが堂々巡りをしているときに、過去の楽しかった体験や良い体験を細かく丁寧に思い出すようにする。そのときと同じ気持ちになると、堂々巡りから離れていける。

それでも心配が頭から離れないという場合には、心配事を考える時間を決めて、限られた時間だけ心配事を考えるようにする。そのように「心配タイム」を決めておけば、途中で心配事が頭に浮かんできても、決めた時間まで先延ばしにしようと考えて、目の前のことに関心を向けることができるようになる。

可能性と確率を考え行動
――適正な判断で不安が和らぐ

東海道新幹線に乗って出張した。久しぶりの遠出だったので新型コロナウイルス感染が不安だったが、新幹線の車内メディアのテロップを読んでいると、丁寧に感染症対策をしていることがわかって安心した。

駅での対策はもちろんのこと、空調装置と換気装置を使って6～8分で車内の空気を入れ替えたり、多くの人が触る可能性のある部分は拭き取り掃除をしたりしていることなどが書かれていた。対策が見える化されているとずいぶん安心できる。

新幹線に限らず、多くの人が利用する場所の人たちが徹底して感染対策をしているおかげもあって、感染の爆発的な広がりが抑えられているのだろう。

もちろん、いくら対策をしても限界はある。だからといって、むやみに怖がるのも問題だ。

こうしたときには、可能性と確率の両方を考えるようにするとよい。可能性というのはまさに可能性だが、確率というのはその可能性が現実化する割合だ。極端なことを言えば、宇宙から飛んできた隕石が自分に当たる可能性は否定できないが、その確率はほぼゼロに近い。

前に、私自身の体験として、新型コロナ対策のために自分で自動車を運転して移動するのをやめて公共交通機関を使うようにしたと書いた。これは、公共交通機関で新型コロナに感染する確率よりも、高齢者の私が慣れない運転で事故を起こす確率の方がずっと高いと考えたからだ。

不安な気持ちになっているときには、可能性だけでなく確率も考えて行動計画を立てると不安が和らぐし、現実に即した適切な行動がとれるようになる。

感染拡大、自分事と考える
――情報提供の工夫も必要

新型コロナウイルス感染症の拡大を防ぐために、行動を自粛しようという呼びかけが行われた。自由に行動する可能性が高い若い人たちの行動変容を促そうと考えてのことだ。

しかし、大切な人がまわりにいると思えない人は、呼びかけでは行動が変わらない可能性がある。自分事でないと行動変容が起こりにくいからだ。

35年近く前になるが、私が留学したコーネル大学医学部の精神科で、エイズの原因ウイルスのＨＩＶに感染した人のストレスを和らげるための研究が行われていた。感染がわかって自暴自棄になり、周囲に感染を拡大する人が多かったからだ。ＨＩＶに感染したとわかると、「エイズを発症して死んでしまう」と絶望的になる。その結果、「もうどうなってもいい」と考えて極端な行動に走るのだろう。

そうした人たちに対して、研究チームは、感染がわかったときに冷静になって現実的な対処ができるように手助けするプログラムを作った。そもそも、ＨＩＶに感染してからエイズを発症するまでに何年もかかるし、そこから先、死を迎えるまでには何年もかかる。その間に治療薬が発見されるかもしれない。そうした現実に気づけば、気持ちが落ち着いて自分らしく生きるための工夫ができるようになるはずだ。研究結果は、そうした仮説を支持するものだった。

新型コロナでも、自由に行動しすぎて感染が拡大すると経済活動が減速し、結局は自分に跳ね返ってくる。自分事として考えられるような情報提供も同時に行えばさらに良かったように思った。

現実に冷静に、しなやかに
――ストレス対処のコツを動画配信

新型コロナウイルス感染症が拡大したことで、私の生活も大きく変化した。特に講演や会議がオンラインになったために、自宅での仕事が増えた。オンラインでの活動は、人間的ふれあいを感じられないマイナス面があるが、気軽に情報を共有したり、繰り返し情報を提供したりするという点では優れている。

そのことを意識したのは、東京都世田谷区の依頼で区民向けのオンライン講演会を収録したときのことだ。「コロナに負けないこころとからだの整え方」と題した講演で、まず「新型コロナウイルス感染症とストレス対処」という導入の部分を15分で収録した。新型コロナウイルスのために、「生存」

「人間関係」「次世代」の3つの危機のために、情緒面でも身体面でも強いストレスを感じるようになっているという内容だ。

続いて、私が以前からストレス対処のコツとして紹介している、コントロール感覚、しなやかな思考術、コミュニケーションについて15分ずつ話をした。危機的状況に流されるのではなく、自分が状況をコントロールしているという感覚を持てば自信がわいてくるというお話だ。

否定的に考えすぎないで、現実に冷静に目を向けると、解決につながるしなやかな考えができるようになる。一人で頑張りすぎずに上手に人と話をしたり相談したりできれば、問題解決がスムーズに進むようになる。

こうした内容の話が、世田谷区のホームページで公開されている（https://www.city.setagaya.lg.jp/mokuji/fukushi/003/005/006/011/017/d00186006.html）。単発の講演とは違って時間が許すときに誰でも自由に視聴できるという便利さがある。

運動し体も心も健やかに
——自然のなかで自分感覚を取り戻す

海面水温が平年より低い状態が続くラニーニャ現象のために寒くなりそうだといわれている（２０２０年11月）。食欲の秋、運動の秋がどこかに消えてしまった感じがする。

先月は雨が多く、屋外で運動をする機会があまり持てなかった。しかも最近は、新型コロナウイルス感染症の広がりをきっかけに、家のなかにいることが増えている。こうした状態は体だけでなく、こころの健康にとっても好ましくない。

動かないで家のなかに閉じこもっていると、過去のことを思い出してくよくよ後悔したり、将来のことが心配であれこれ考えたりして、こころが休まらないことも増える。

一方、体を動かすと、毎日の雑念から解放されて、ストレスが軽くなる。しかも、外に出て自然のなかにいると五感が刺激され、自分感覚を取り戻すことができる。

最近の研究から、有酸素運動を続けている人はうつ病にかかりにくいことがわかってきた。逆に、うつ病など精神的に不調に陥ったときに、運動をすると症状が軽くなるという。そのメカニズムはまだ不明だが、不安を和らげるセロトニンが増えるからだという説や、脳内の快感物質であるエンドルフィンが増えるからだという説などがある。

心理的には、日常生活から離れるとこころの切り替えができるのかもしれないし、他の人と交流することで孤独感が癒やされるのかもしれない。寒くても家のなかに閉じこもらず、日々の忙しさを忘れて自然のなかで体を動かし、こころも体も健康な生活を送るようにしたい。

コロナが奪ったふれあい
――いまできることを続ける決意

私たち精神医療の専門家にとって春と秋は学会のシーズンで、毎週のように学会や研修会が開かれていた。しかし、2020年は新型コロナウイルス感染症の拡大で様子が大きく変わり、春に予定されていた学会は中止になり、秋はほぼすべてがオンラインで開催されている。

オンラインの学会は、開催地に行くために仕事を休まずに最新の学問の情報に触れられるという点ではありがたい。11月には、私が専門にしている認知行動療法の創始者のアーロン・ベック先生が主催する国際的な集まりがあった。毎年米国に出かけていたが、今回はオンライン参加で、時差はあったものの、体力的にも金銭的にも楽だった。

しかし、その一方で物足りなさも残る。ノーベル賞候補にもなったベック先生は今年、99歳になる。その先生が挨拶されるのは圧巻だが、オンライン視聴だとどこか味気ない。体温を感じないとでも言えばよいのだろうか。毎年、ベック先生とランチを一緒に食べながら近況を報告していたが、オンラインでは同じ部屋で同じ空気を吸って話をする感動が感じられない。

人間は人と人とのふれあいのなかでこころが豊かになっていくが、新型コロナウイルス感染症は、こうした私たちの何気ない人間的ふれあいを奪ってしまったと感じて、少し寂しい気持ちになった。

しかし、考えてみれば、これまでのパンデミックも永遠に続いたわけではない。ある時期が来れば流行は終わる。今は大変だが感染に注意しながら、今後に向けていままできることをあきらめずに続けることが大事なのだと考えて、気を取り直した。

できることに目を向けよう

——失ったことより将来の夢を大事に

前回、恩師のアーロン・ベック先生とオンラインに参加して少し寂しい気持ちになったと書いた。しかし、その後、紙面に載ったその文章を読んでつい笑ってしまった。思うようにいかないことに目を向けるというのは、私たちが落ち込むときの考え方そのものだ。

たしかに、以前のように直接会って話ができればそれに越したことはない。2019年は、目が見えなくなり脚が立たなくなって車椅子生活を送っている100歳近くのベック先生に会えた。重い精神障害を抱えた人の治療に向け、取り組んでいる研究の話をするベック先生に直接触れて、私も頑張らないといけないという気持ちになった。

しかし、オンラインでは、どうしてもそうした熱気が伝わってこない。それが物足りなかったのだが、一方で、オンラインのおかげでコロナ禍でもベック先生の顔を見ることができた。短時間ではあったが、いま取り組んでいる研究についての新しい発展を聞けた。そのようにできたことに目を向けていると、自然に気持ちが軽くなる。

新型コロナ感染症のために、私たちの生活はずいぶん不自由になった。新しい日常と言われても、できなくなったことに目が向いてしまう。すると気持ちが落ち込んでくるが、そうしたなかでも知恵を絞ってできることはたくさんある。

失ったことではなくできることに目を向けることで、気持ちはずいぶん軽くなってくる。そうしたことができるようになるには将来に向けての夢を大事にすることだというベック先生の言葉を忘れないようにしたい。

あきらめないで「エール」を
――力を合わせて乗り越える

最近、わが家はちょっとした「エール」ロスの状態になっている。「エール」というのはもちろん、先月（2020年11月）まで放映されていたNHKの朝の連続テレビ小説だ。新型コロナウイルス感染症が拡大して在宅で仕事をすることが増えたこともあって、朝にテレビを見る習慣がついた。

第二次世界大戦前後が舞台で、私たちの両親が、そして私たち夫婦が子どものころに生きた時代がテーマになっていることから身近に感じられた。ドラマと同様に、私が子どもだったころも、食べるものにも困る時代だった。

私の家族は、歯科医だった父親が働く、山あいの小さい病院の敷地内の古びた家に住んでいた。その病院は、多くの人が天然痘や赤痢、チフスなどの感染症で亡くなっていたことから、住民が力を合わせて建てたものだと聞いた。その後、村の衛生状態が改善して、住民は感染症から解放されていったという。こうした住民の取り組みは、日本各地で行われていたはずだ。

その後、環境が整備され、医療が発展して感染症で亡くなる人は減っていった。東京オリンピックが開かれ、高度成長期へと移っていった。

しかし、最近になってまた自然災害や新型コロナウイルス感染症に私たちは苦しめられている。だからといって、あきらめないことだ。何事もあきらめてしまえば、それ以上先に進むことはできない。これまでの経験が教えているように、私たちが力を合わせていけば、苦しい状況を乗り越えていくことができる。そう考えて自分にエールを送ってみた。

コロナ経験、社会の強さに
――苦しい状況を切り抜ける

高齢者は、若い人たちにくらべて幸福感が高いといわれている。仕事から離れ、体力が落ちてきて、病気がちの人も多い高齢者の方が、元気でバリバリ働いている若者よりも幸福だと考える傾向が強いのは少し不思議な感じもする。その理由のひとつとして、経験値の高さが指摘されている。つまり、これまで様々な体験をしているため、新たな厳しい環境に直面してもそれを切り抜ける術を身につけているというのだ。

たしかに考えてみれば、60年近く前、私が若いころには、電話ひとつ満足につながらなかった。私は過疎地の出身だったこともあって、中学から親元を離れて下宿生活を送った。そのころは、電話をしようとしても、郵便局などの中継基地を通さなくてはならなかったので、電話が通じるまでに30分以上かかった。

長期休暇で実家に帰るにも、汽車とバスを乗り継いで、何時間もかけて帰らなくてはならなかった。もちろん、乗り物に冷房など備わっていない。小学校を卒業したばかりの子どもにとって、それは寂しく、夜になると涙を流していたことを思い出す。たしかにつらかったのだが、それが懐かしく思い出されるのは不思議だし、そうした苦しい状況を通り抜けてきた自分をほめたくなるのはもっと不思議だ。

前にも書いたが、新型コロナウイルス感染症でみんなが心細く感じている今、あきらめずに力を合わせれば、切り抜けることができるはずだ。そうした体験をしたことで、私たちだけでなく、社会も強くなると私は信じている。

貴重な体験、耳を傾けて

――危険を正しく恐れるには

3月は、東日本大震災の被災者の体験を耳にすることが多かった。災害の体験は思い出すのもつらいと思うが、それでも自分の体験を語るのは、そのときの貴重な教訓を多くの人に伝えたいという思いがあるからだ。

その人たちの言葉から伝わってくるのは、危険を正しく恐れることの大切さだ。私たちは、平穏な毎日に慣れてくると、身の回りで危険が起きる可能性があることを忘れがちになる。それでは、問題が起きたときに適切に行動することができない。

問題に適切に行動するには、生活のなかで問題が起きる可能性を冷静に判断し、対応策を準備しておく必要がある。そうしたことを、災害の体験者の口から聞くのは重みがある。

今回のコロナウイルス感染症でも感じたが、思いがけないことが起こると私たちは良くない可能性を考えて不安を感じやすい。すると、ますます悪い出来事に目を向けてしまって、さらに不安が強くなってくる。

そうしたときには、良くない面だけでなく、良い面にも目を向けることが役に立つ。気持ちが落ちついて、対策の手がかりが見えてくることがある。

例えばコロナウイルス感染症では、諸外国に比べ、感染者の増加に対して命を落とす人が少ない。医療資源が守られているからなのか、他人を思いやって無理に医療機関に行かず、自宅で療養している人が多いからなのか、いろいろな理由が考えられる。こうした可能性を明らかにすると体験を今後に生かせる。このように、良い面と良くない面の両面に目を向けることはストレス対処の基本でもある。

自粛でも孤立せず支え合い

——信頼する人との交流をよりどころに

コロナウイルス感染症が広がるなか、これまで厳しい状況を生き抜いてきた人のこころに励まされる体験をした。そのひとつが、自分自身が被災者でもあり支援者でもある東北の知人からのメールだ。

そこには、よくないことがわかっていても孤立せざるをえない社会になった今、自分にできることがないか考えていると書いてあった。離れて住んでいる高齢の母親の孤独感を和らげるために、テレビ電話を利用しているとも書いてあった。

外出を自粛してずっと自宅にいると、心細く不安になる。情報を集めようとするが、信頼性の低い情報も多く、かえって不安になることも多い。そんなときによりどころになるのは、信頼している人との交流だ。震災の苦しい体験を通してそのことがわかっているからこそ、思いやりの行動が自然にとれているのだろうと考えた。

精神疾患に苦しんだことのある知人は、妖怪「アマビエ」の情報を教えてくれた。自分の絵姿を見せることで流行病から身を守れると言い残していったと伝えられる妖怪だ。その知人は、過去に精神疾患に苦しんだ体験を生かして、事業者や家族が互いを支え合うためにつくっているNPO法人コンボの月刊誌「こころの元気＋」の制作を担当している。

勧められてネットを調べると、多くの人たちがアマビエの姿を描いて紹介している。ほほえましい温かさが感じられ、自粛の息苦しさが和らいでくる。

大変な時期が続くが、様々な形で思いやりの輪が広がってきていることを実感させられる体験だった。

大事なもの考え直し成長
——こころの力強さを感じて

太平洋戦争が終わって75年がたち、戦争を体験した人の数はずいぶん少なくなった。その間、日本は奇跡的ともいえる復興とめざましい発展を遂げた。戦争で焼け野原になった日本だったが、多くの人たちの頑張りで、戦後生まれの私たちは、じつに心地よい社会を生きることができた。

戦争に関連した行事が多い8月には、テレビや新聞などを通して、戦争を体験した人たちの声を聞く機会が多い。そうした人たちの話からは、敗戦を目の前にして絶望しながらもしっかりとその後の社会を生きぬいてきた人たちの力強さが伝わってくる。

その原動力になったのが、自分のために、またそれ以上に、自分にとって大切な人のために生きていこうという思いだったのだろう。戦争に負けるという厳しい現実を目にして、自分にとって大事なものは何かを考えなおした人は、多かったのではないだろうか。

心理学にトラウマ後成長という言葉がある。こころが深く傷つく体験をした後に、人間として成長するこころの力を表現する言葉だ。戦争を体験した人たちが社会に向けて発する言葉はもちろん、東日本大震災など、苦境を生き抜いている人たちの言葉からも、人間が持つこころの力強さを感じることは多い。

ひるがえって今、私たちは新型コロナウイルス感染症や豪雨災害などの大きな社会的課題に直面している。その現実に心が折れそうになることもあるが、こうした厳しい体験を通して社会が成長できるかどうかが試されているように感じる。

第2章
アイスクリームが教えてくれる

——自分らしさに目を向ける方法

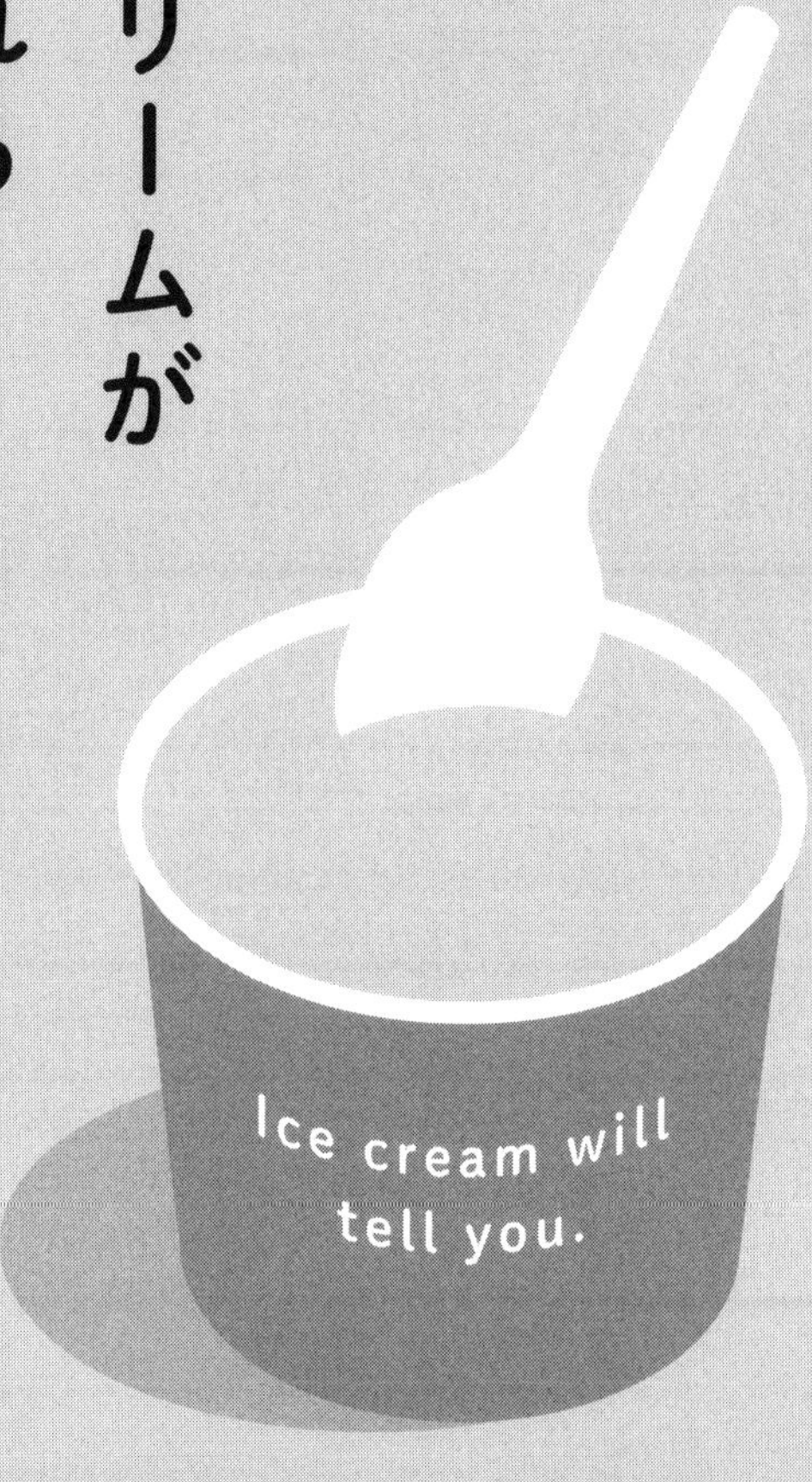

喜びや楽しみは人それぞれ

本章には、本書のタイトルにもなったアイスクリームのコラムが含まれている。私は、自分で自分を癒やすひとつとして、講演を終わって東京に帰る新幹線で食べるアイスクリームを題材に選んだ。人前で話すのが苦手な私にとって、講演は頭を使うだけでなく、体力もかなり使う。そうしたときに、体重を気にしながら、アイスクリームを食べるのは、ちょっとしたごほうびになっている。

ところが、残念なことに、そのアイスクリームがひどく固くて食べられるまで柔らかくなるのに時間がかかる。その時間を短くするために体温の伝わりやすいアルミ製のスプーンを開発したという報道に接して、その知恵に感心した。

そのことをコラムに書いたところ、高校の同級生のメーリングリストで、アルミ製スプーンは以前から発売されていてすでに持っているというメッセージが届いた。一方、別の知人からは、新幹線のアイスクリームを食べるのにアルミ製スプーンを使うのは「ちと反対」だと言われた。アイスクリームが柔らかくなるまでにかかる時間が愛おしいのだという。

「不自由を楽しむ」時間を貴重としているというその人の気持ちもよくわかる。人それぞれに喜びや楽しみがあり、それをお互いに大切にすることでそれぞれの人が自分らしく生きていけるのだと感じる体験だった。

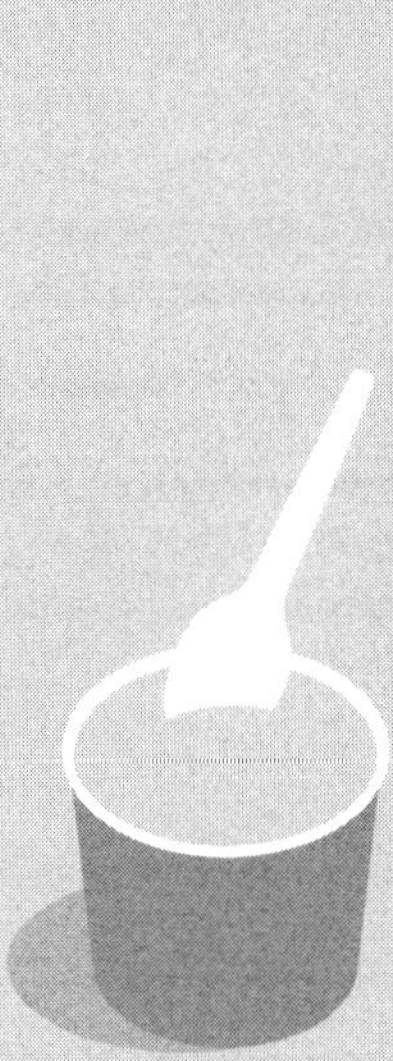

緊張するのは自然なこと

――スポーツ選手はピンチに強い？

雨が続くとうっとうしい気持ちになるので梅雨は苦手だが、私が何かするときには晴れていることが多い。ひそかに自分は「晴れ男だ」と考えている。もっとも私自身、本当に晴れ男なのかはわからない。晴れそうな日に外で何かをする予定を立てているだけかもしれない。それでも私は自分のことを晴れ男で運が良いと考えている。それは、私が晴れた日に楽しい体験をしたからだろう。

私たちは印象に残るものほど、その確率や頻度が高いと考える傾向がある。そうした例のひとつとしてよく紹介されるのが、ピンチに強いといわれるスポーツ選手だ。9回裏に逆転サヨナラホームランを打つようなプロ野球選手や、ロスタイムに同点ゴールを決めるサッカー選手など、昔からピンチに強いと思われているスポーツ選手がいる。そうした選手を見ていると、ピンチのときの方が力を発揮しているようにさえ思える。

しかし、それは私たちの錯覚で、そうした選手もピンチのときには緊張して本来の力を発揮できていないことが多い。数少ない成功シーンが頭に残っているために、ピンチのときほど力を出せる人がいるように考えてしまう。そのように考えると、ピンチで緊張する自分のことを、メンタルの弱い人間だと思う。その結果、ますます緊張して本来の力を発揮できなくなる。

そうしたときには、緊張して思うように力を発揮できなくなるのが自然なのだという現実を思い起こすと、落ち着いて本来の力を発揮できるようになる。

仲間のため「自分中心」に

——期待集めるストレスを回避

２０１９年、日本で開催されたゴルフツアーで、タイガー・ウッズ選手が世界トップに並ぶ82勝を挙げたことが話題になった。

ウッズ選手は、同じ年のザ・プレジデンツカップで全米選抜のキャプテンを務めた。同カップは、米国と世界選抜の国のゴルファーがそれぞれチームを組み対決する。２０１９年は世界選抜のキャプテンにアーニー・エルス選手が選ばれて話題になった。２００３年の試合で二人が代表として戦ったからだ。

当時、チーム戦が同点になった。二人が両チームの代表としてどちらかが１ホール勝てば優勝が決まるというサドンデス方式で対決した。しかし、３

ホールが終わった時点で最終決着がつかないまま、試合の中止が告げられた。ウッズ選手とエルス選手のストレスが頂点に達して、続けられないと両チームの監督が判断したからだという。

のちに、ウッズ選手は、仲間からの応援がストレスだったと語った。応援がストレスとは意外な感じがするが、仲間の期待を裏切ってはいけないという思いが足を引っ張ったのだろう。

観客からの応援をうけて自分のベストのプレーを見せようと自分中心に考えられれば、自分のために力を集中することができる。しかし、仲間の期待を裏切ってはいけないと考えると、仲間が主役になってしまって、自分のために力を集中できなくなる。仲間から見放されて一人になると餓死してしまうという原始時代の不安が襲ってくるためだろう。

そうしたときには、自分が最大の力を発揮することが仲間のためにもなると自分中心に切りかえることが役に立つ。

自分を取り戻す「紙とペン」
――感情に支配された悪循環をストップ

シエスタラボという非営利団体の講演会で、ストレスへの対処について話をする機会があった。もう一人の講演者と主催者の方とともに、会場からの質問に答えるコーナーにも参加した。

その講演者と主催者はともにうつ病の体験者で、体験をもとにこうした啓発活動を続けているのだという。それだけに自分の体験を振り返り、会場からの様々な悩みに具体的、実践的に答えていたのが印象的だった。

そのなかで主催者の方が自分の体験から、悩んだときに「紙とペン」と思えるようになったことが役に立っているとコメントしていた。これは私が専門にする認知行動療法のエッセンスを実に的確に表現している。

私たちは毎日の生活のなかで落ち込んだり、不安になったり、腹が立ったりする。そうしたとき、感情に流されて現実に目が向かなくなっていることが多い。そのために自分のこころの世界に入ってしまって、ますますつらく感じるようになる。

悩みが強くなっているときには、感情に支配されて悪循環に入り込むことが多い。だがそうしたときに「紙とペン」と考えると、ちょっと自分を取り戻すことができる。そのときに起きていることや自分の気持ち、考え方を紙に書き出すと、少しずつ本来の自分を取り戻せるようになる。現実に起きていることに冷静に向き合い、問題に的確に対処できるようにもなる。

このようなコメントができるのも、うつ病の体験をしたからだと思うし、体験に根ざしたコメントは参加者のその後の生活にきっと生きてくるだろう。

朝、計画表づくりのススメ
――生活リズムをつかんで効率よく

新型コロナウイルス感染症の影響で、在宅勤務が進んだ。メリットについて、厚生労働省は、通勤に伴う負担の軽減、業務の効率化や時間外労働の削減、育児や介護と仕事の両立、仕事と生活の調和が高まるなどをあげている。

その一方で、在宅勤務のためにストレスを感じている人も少なくない。なかでも、コミュニケーション不足や生活リズムの乱れのために悩んでいる人は多いようだ。職場にいれば、何かわからないことがあればまわりの人に気軽に聞ける。しかし、在宅だとそうはいかない。

仕事の合間に同僚や仲間と何気ない雑談でストレスを発散することもできない。とくに一人暮らしだと、気軽に人と話すことができない。家族がいても、その距離の取り方に苦労する。今の時代、一人でいて人恋しくなれば、SNSを使える。ただ、ときには十分に感染対策をして直接会って話をしてもよいだろう。

生活リズムの乱れも問題だ。出勤したり、会議があったりすると自然に毎日のリズムができていたが、在宅だとリズムが取りづらくなる。出勤しないとなると、朝にゆっくりしすぎて時間が後ろにずれやすくなる。夜も仕事に没頭して働きすぎてしまう。

そうしたことを避けるには計画表が役に立つ。朝に仕事を始めるとき、その日の仕事の進め方の計画を立てる。一定の枠があると効率よく仕事ができるようになる。計画にそった生活は、学生が休校やオンライン授業のために家で過ごす時間が増えているときに勉強の効率を上げるのにも役に立つ。

夜、よかったことを書き出す

――「スリー・グッド・シングス」試して

少しずつ春が近づいてきている。いつもなら明るい気持ちになる季節だが、今年は、新型コロナウイルス感染症のために、気持ちが晴れないという人も少なくないだろう。そうしたときには、「スリー・グッド・シングス」と呼ばれるストレス対処法を試してみてはどうだろうか。

これは、ポジティブ心理学を提唱したセリグマン博士が提唱している、ごく簡単な方法だ。夜、寝る前に、その日に起きたよいことを3つ思い出して書き出すようにする。

内容は、こころがホッとした出来事なら何でもよい。家族や友だちと話したことや笑いあったこと、道に咲いている花を見てきれいだと思ったことなど、ほっこりとした気持ちになった出来事を書き出す。もちろん、仕事や勉強で成果が上がってうれしかったことや、スポーツで良い成績を上げたことでもよい。

こうしたことを書き出すだけで気持ちが明るくなることが、これまでの研究でわかっている。夜は刺激が少なく、ゆっくりした気持ちになれるが、それだけにイヤな出来事を思い出しやすい時間帯でもある。そうした時間帯に3つのよいことを書き出すと、イヤな考えから離れることができて、前向きな気持ちになってくる。

書き出さずに、頭のなかで思い出すだけでもいいように思うが、書き出した方が効果は高い。書くことで、よかったことを確認できるからだろう。だからといって、3つ必ず書かないといけないと考えると、それがストレスになる。2つでも、4つでもよい。何も書き出さない日があってもよい。

笑顔は強力な武器
――スマイルシンデレラの好循環

２０１９年、全英女子オープンで渋野日向子選手が優勝したときに、「スマイルシンデレラ」と表現された試合中の笑顔の爽やかさが話題になった。42年ぶりの日本選手のメジャー優勝というプレッシャーがかかる場面で、渋野選手が意識的に笑顔を作って対処しようとしていたのかどうか、テレビを見ていただけの私にはわからない。ただ、テレビに映る笑顔が自然なので、意識していないのだろうと勝手に考えた。

渋野選手がそのことを意識していたかどうかにかかわらず、笑顔がプレッシャーを和らげる強力な武器であることは科学的にも裏づけられている。アウトサイドイン（外から内へ）という言葉が使われるが、笑顔になるところろが明るくなるし、背中をスッと伸ばして姿勢を正すと気持ちがしっかりしてくる。

表情や姿勢といった自分の外側（アウトサイド）の状態が、こころや気持ちといった自分の内側（インサイド）の状態に影響するからだ。逆に、悲しい顔をしたり、背中を丸めて小さくなったりすると、気持ちが落ち込んでこころの元気がなくなる。

笑顔の効用はそれだけではない。話しているときに、一人が笑顔になると、まわりにいる人の表情は自然に和らぐ。逆に、一方が怒った表情になると、相手の表情も厳しくなる。

全英女子オープンで聴衆が盛んに笑顔で渋野選手を応援するようになったのは、渋野選手の笑顔が聴衆に伝染していったからだろう。その聴衆の笑顔が渋野選手に伝わって、それがまた力になったように思う。「笑う門には福来る」現象が起きていたのだと感じた。

ラグビーに見る情緒の力
——表情や態度で気持ちを整える

この秋（2019年）に日本で開催されたラグビーのワールドカップの余韻がまだ残っている。パスボールは後ろに投げるということくらいの知識しかない私でも、つい引き込まれて見てしまった。

ニュージーランド代表チーム、オールブラックスの選手が試合前に踊るハカも興味深かった。手を叩き足を踏みならして踊るハカは、マオリ族の戦士が戦いの前に自分の力を示し相手を威嚇する民族舞踊で、今では様々な場面で披露されるという。その戦いの要素を取り込んで試合前に踊ることで、ニュージーランド代表選手の気持ちは自然に高ぶり、試合に向けてのこころの準備ができる。

私たちの気持ちは表情や姿勢でずいぶん変化する。「笑う門には福来る」といわれるように、笑顔になれば自然と気持ちが明るくなってくる。背筋を伸ばせば気持ちにハリが出てくる。効果は科学的にも実証されているが、知見が生活の知恵として受け継がれてきた伝統のひとつがハカなのだと思う。

一方、今回のワールドカップでは、ハカが始まったときに対戦相手のイングランド代表がセンターサークル付近でＶ字の陣形を築いたことも話題になった。そのとき、イングランドの主将は笑みを浮かべていた。

これもまた、表情や態度で気持ちを整える作戦で、その効果もあってかイングランドが勝利した。イングランド選手の奇襲にニュージーランド選手は動揺したのかもしれない。体力と知力、そしてチーム力、それに加えて、こうした情緒の力までも駆使して戦うところにもラグビーの魅力を感じた。

新幹線の中、アイスの教え
――気分転換でストレス回避

東海道新幹線のアイスクリーム専用のスプーンが登場したという。素材をアルミ製にすることで手の体温がスプーン全体に伝わり、アイスを溶かしながら食べられるという。このニュースに関心を持ったのは、新幹線のアイスが大好物だからだ。

関西方面で講演をした後、新幹線で東京に戻る途中に食べると、無事に仕事が終わったとホッとした気持ちになる。そうした気持ちになるのは、新幹線のなかが乾燥しているからかと思っていたが、新型コロナウイルス関連の論文を読んでいて、それだけの理由ではないということを知った。脂肪と糖が多く含まれる食べ物は、報酬系と呼ばれる脳の神経系を刺激して気持ちをリラックスする効果があるという。講演の緊張が抜けない新幹線の車中でアイスクリームを食べてリラックスするのはそのためだろう。

一方で、新型コロナウイルスの感染拡大で増えた家の中の生活はストレスも多い。だからといって甘いものを食べすぎるのはよくない。気持ちが一時的に楽になっても、食べる量が増えると体重が増すなど、体への悪影響が表れる。それだけでなく、食べすぎるとうつにもなりやすいという。自宅でできる趣味を見つけたり、感染対策をしながら外で体を動かしたりするなど、上手な気分転換が大事だ。

冒頭で紹介したアイスクリームはかたすぎて簡単には食べられなかった。専用スプーンが使えるようになって苦労しなくてすむようだ。感染がおさまって講演の機会が出てきて、アイスを食べられるときが来るのを楽しみに待つことにしたい。

高齢でも得られる幸福感
——経験と知識で長期的ポジティブに

高齢者のこころの健康に関して、エイジングパラドックスと呼ばれる現象がある。文字通りに訳せば「加齢の逆説」となるが、高齢になって様々な喪失体験をするにもかかわらず、人生に対する満足感やポジティブ感情が高いことを表す言葉だ。

年をとれば誰でも肉体面の不調が多くなる。親しい人が病気になったり亡くなったりするなどして、人とのつながりも少なくなってくる。誰でもこころが弱くなって落ち込みがちになるのではないかと考えるが、実際はそうではない。これは、超高齢の人たちでも同じようだ。

限界があるなかで自分の目標を達成しようと工夫したり、できないことはできないこととして受け入れたりして、幸福感を維持しようとすることが影響しているのではないかと考えられている。「短期的にはネガティブ、長期的にはポジティブ」というこころの動きを考えるとわかりやすい。

つらくなるような体験をしたときにネガティブに考えるのは自然なこころの動きだ。一方で、これまでの経験や知識を生かして、今後の可能性を考え、ポジティブな状況に変えていくように工夫することができる。多くのことを経験し、苦しい状況を乗り越えてきている高齢者は、困った状況を切り抜ける工夫の材料になる体験が、若者に比べて多いと考えられる。

3月には定年退職する人も多いだろう。長く働いてきた場所から離れるのは寂しいかもしれないが、その体験を生かせば、今後の人生を自分らしく生きていく可能性が高くなる。

ストレス減らし免疫UP
——孤立を避け人的交流を増やす

前回はエイジングパラドックスについて書いた。加齢に伴い喪失体験が増えると精神的な健康度が下がりそうだが、逆に、幸福度が高まるという現象だ。高齢になれば経験が豊富になっていて、ストレスに上手に対応できるからだ。幸福度が高いと健康度が高まり、長生きできるという考え方もある。

ストレスを感じると身体の免疫機能が落ちることはよく知られている。30年近く前になるが、世界的に知られた医学雑誌に、一人でぽつんと公園のベンチに座っている高齢男性の写真が載った。科学的な論文が発表される雑誌には異例のことで注目された。ストレスを感じると風邪にかかりやすいという研究結果を象徴的に表した写真だった。

４００人近くの人に協力してもらって、その人たちのストレス度を調べた後、鼻の粘膜に風邪のウイルスを塗って、風邪にかかる人の割合を調べたのだ。その結果、ストレスを強く感じていると報告した人ほど、風邪にかかる人が多いということがわかった。鼻に塗ったウイルスにかかったことを示す抗体の値も同じように高くなっていた。

この成果をひとつのきっかけとして、ストレスと免疫が密接な関係にあるという研究が数多く報告された。高齢者は仕事を離れるなど環境が変わると人づき合いが減って孤立することが多くなる。先に紹介した研究からは、対人交流を増やすなど、ストレスに上手に対処することが健康でいる期間を長くするために大事だということがわかる。もちろんこうした意識は、高齢者に限らず、私たちが健康に暮らすために大切になる。

作り笑いでも長寿に

――意識的に表情を変える

ストレスがたまると免疫の働きが低下して風邪にかかりやすくなるという研究を、前回紹介した。

10年くらい前に米国で発表されて注目された、笑顔が寿命に影響するということを実証した研究も、こころと身体の密接な関係を裏づけている。1950年以前にプレーを始めた大リーガーの選手名鑑の写真の表情を、「笑顔なし」「部分的なほほ笑み」「満面の笑顔」に分けて、2009年までに亡くなった選手の平均寿命を調べた研究だ。

その結果、「笑顔なし」の選手の平均寿命が72・9歳に対して「満面の笑顔」の選手の平均寿命は79・9歳で7年も長生きしたことがわかった。満面の笑みが選手の自発的なものか、周囲からの働きかけによるものかは不明だが、笑顔になるこころの状態が身体にも良い影響があることを示す結果だ。

もうひとつ興味深いのは、「部分的なほほ笑み」の選手も、平均寿命が74・9歳と「笑顔なし」の選手たちにくらべて長生きしていた点だ。「部分的なほほ笑み」とは口角が持ち上がって一見すると笑顔に見えるが、目尻にしわが寄っていない表情だ。作り笑いだと考えられる。

作り笑いでも平均寿命が延びたことから、表情を意識的に変えるだけで身体に影響する。意識的に笑顔になればまわりの人の表情が和らいで場がなごむが、自分の身体にも良い影響を及ぼすということを示す研究だ。

In the Family

In society

第3章
家庭のなかで
社会のなかで

——こころ豊かに過ごす方法

知恵と力を出し合う

新型コロナウイルス感染症対策のなかで「気の緩み」という表現がよく使われるが、私はどうもこの言葉が好きになれない。「気の緩み」は、第１回目の緊急事態宣言が解除になった後に人出が戻ったころから、批判的な意味合いで使われるようになった。

多くの人が外に出るようになった姿を見て、「気の緩み」ではなく「人恋しさ」のためだと、私は考えた。私たち人間は、集団で生きる動物だ。太古の昔から、多くの厳しい状況に直面しながらも人類が生きぬいてくることができたのは、みんなが一緒になって知恵を出し合い、力を出し合ってきたからだ。

新型コロナウイルスがやっかいなのは、このように一緒に力を出し合う環境を奪うからだ。感染を防ごうとすると、孤立するしかないように思えてくる。しかし、少し冷静になって考えてみると、人と人の交流が良くないわけではない。感染を防ぐためにはいわゆる3密を避ければいいだけで、感染対策をじゅうぶんにしながら親しい人たちと交流することは、むしろ心身の健康のために必要なことだ。

　これまで「こころの健康学」の連載のなかで、ステイホームではなくステイホームタウンを大切にしようと何度か書いてきているのは、人と人とのつながりを大事にしてほしいという思いからだ。

子どもの不安、寄り添って
——孤立で情報に振り回される危険も

新型コロナウイルス感染症の広がりや外出自粛が子どものこころの健康に良くない影響を与えるのではないかと、心配している人も多いだろう。大人が冷静になり、子どもと話す時間を持つようにしてほしい。

心理的に孤立すると、不安になったり落ち込んだりしやすくなる。米医学会の雑誌に目を通していたら、新型コロナウイルス感染症の広がりを抑えるためにソーシャルディスタンシング（社会的距離）が強調されているが、その表現を身体的距離と言い換えた方がよいのではないかと書かれている論文が目に入った。

身体的距離は十分にとりながら、人と人とのつながりを意味する社会的距離が広がらないようにすることが大事だという内容だ。年齢にかかわらず大事な指摘だが、子どもはとくに心理的に安心できる人がそばにいることが大切になる。今のように気軽に友だちと会えないときには孤立感を抱きやすくなる。

孤立すると、情報に振り回されやすくなるので注意しなくてはならない。マスメディアもソーシャルメディアも、危機を強調するような内容に偏りやすい。危険から身を守ってほしいという思いの表れだとは思うが、それが心理的な負担につながることも多い。

負担を軽くするには、子どもに限らず、大人も情報に接する時間を制限する必要がある。一方で、国立成育医療研究センターのホームページ「新型コロナウイルスと子どものストレスについて」（https://www.ncchd.go.jp/news/2020/20200410.html）など、信頼できる機関の情報を活用してほしい。

不安のサインに気づいて

――一緒に楽しめることを増やす

外出自粛が続くと、子どもも不安になったり落ち込んだりしやすくなる。子どもはこころの変調を言葉にして表現しにくいので、周囲の大人の気づきが、いつも以上に大切になる。

気づきのポイントは、口数の減少や食欲の低下、生活リズムの乱れなど、目に見える変化だ。わがままを言うようになったり、口答えをすることが増えたり、急に興奮してものを壊したりするようになるなど、いつもとは違う行動も要注意だ。

変化に気づいたときには、一緒にいる時間を増やして子どもが安心できるようにする。一緒にいると、問いつめなくても、自然に気持ちを話せるようになる。不安な気持ちを打ち明けられたときに、安心させようとして「心配しなくても大丈夫」と言ってしまうと、子どもは気持ちを否定されたように感じる。

今のような状況では不安になるのは自然だし、大人も同じような気持ちになっていることを伝えて、気持ちに寄り添うようにする。そのうえで一緒に楽しめることを増やしていく。

よく知られているが、歌を歌いながら手洗いをするというのはそのひとつだ。料理や掃除なども、一緒に楽しく時間を過ごせる。心身の健康には生活のリズムの維持が大事だが、一時的に時間がずれても見守る余裕も必要だ。

心配なことを考え過ぎるときには、外に出て身体を動かしたり、電話やメールで友だちと交流したりするのが役に立つ。写真を見ながら楽しかったことを一緒に話すと、気持ちが晴れることもある。こうした工夫は子どもだけでなく、世話をしている大人にも大切だ。

広い空間で気持ちを軽く

——戸外でパーソナルスペースを広げる

急激な新型コロナウイルス感染が広がり、私たちのこころの健康にさまざまな影響を及ぼしてきている。ウイルスは目に見えないだけに、不安を感じることも多い。不安を強く感じるようになると、こころに余裕がなくなり、笑顔が消えてくる。社会的にも孤立しがちになってきて、精神的にも身体的にも好ましくない影響が出やすくなる。

ウイルス対策のために学校が休みになって、家のなかで過ごすことになった子どもたちがけんかをすることが増えて親が困っている、という報道を目にした。親も余裕がなくなって子どもについ強く当たったりすることがあるという。

そのようなことがあると、親は、子どもに優しく接することができない自分を責めてしまう。子どもの責任のように思えてくる。子ども同士のけんかも、大人だろうと子どもだろうと、いつもと違う状況に置かれると、自然にこころに余裕がなくなってくる。とくに、狭い部屋の中で長い時間を一緒に過ごすと、パーソナルスペースと呼ばれる自分にとって心地よい空間が侵されたように感じることが増えて、イライラしやすくなる。

気づいたときには、外に出てみてはどうだろうか。国の専門家会議の見解では、公園のような広い空間では感染リスクは低いという。外に出れば、パーソナルスペースが広がって気持ちが軽くなる。身体を動かすことでストレスも発散できる。

長い休みが始まって、子どもが家にいることが増える時期は、家にこもりきりにならず、危険のない形で外に出ることが、こころの健康を守るのに役に立つ。

親が頑張りすぎないで
――自分の力を発揮できるよう手助け

学校が再開されて、笑顔で登校する子どもたちの姿がテレビで流れた（2020年6月）。教室でマスクをつけて熱心に勉強している子どもたちを見て、学校がずいぶん励みになるのだと感じた。

その一方で、学校に行くことに不安を感じている子どもたちがいることも事実だ。保護者もまた不安になる。先日、そうした保護者の相談にのる企画にコメンテーターとして参加した。

クラスになじめないで不登校気味になっている子どもの心配や、宿題が多すぎて親子で夜遅くまで課題に取り組んで疲れているなど、多くの相談が寄せられた。相談者の多くが母親で、自分が何とかしなくてはと考えている様子がうかがえた。

　気持ちはよくわかるが、一人で頑張ろうとすると無理が出てきてしまう。とくに学校に関わることの当事者は子どもで、親ではない。あまり親が頑張りすぎると、主役であるはずの子どもの存在がかすんでしまう。

　親は、クラスになじめないとすると何が問題なのか、その問題にどのように対処すればよいのかなど、具体的な対応を子どもが考え行動するのを手助けすることしかできない。逆に言えば、そのように考える力を育てることが、長い目で見て子どもの役に立つ。

　そのときに、子ども個人の問題として考えすぎないことも大事だ。クラスになじめないときにはクラスに問題があるのかもしれない。宿題が多すぎるとすれば、教師と相談する必要がある。家庭の雰囲気はどうなのか。いろいろな可能性を考えて、子どもが自分の力を発揮できるように手助けしていくことが大事だ。

生活リズムを整える行動
——夏休み、パターン化の効用

私の友人の高校教師は、夏休みが近づいてくると気が重くなるという。自分の生活や仕事が理由ではない。生徒がどのように長期の休みを過ごすのかが気になってしようがないのだ。

夏休みというと、学業から解放されて生徒も気が楽になるのかと考えていたが、必ずしもそうではないようだ。部活動をしている生徒は、休み中は練習時間が長くなる。合宿もある。大会に出場するとなると、それもまたストレスだ。

勉強も大変で、宿題がたくさん出る。塾の夏期講習を受ける生徒もいる。スマホでゲームをしたり、ＳＮＳ（交流サイト）でやりとりをしたりする時間が増える。家族との関わりも増えてくる。いつもとは違う生活状況では、セルフコントロールが難しい状況になる生徒が増えてくる。9月に子どもの自殺が多いという報道も気にかかる。気がかりなことばかりで、何とか生徒の考え方を変えさせて、規則正しい生活を送るようにさせたいと思うがうまくいかない。

そうしたなか、ある生徒から、毎日決まった時間に図書館に行くようにすることで生活リズムが整ってきたという話を聞いた。教師は考え方を変えるのではなく、行動を変えることの方が役に立つということに気づかされたという。

長期の休みのために行動パターンが変わって生活のリズムが乱れたのだから、いつもの学校生活と同じ行動パターンを意識的に取り入れれば、生活リズムが整ってくるというのは、もっともな発想だ。行動に目を向けながら生活を整えるという工夫は、夏休みの高校生はもちろん、誰もが参考にできる。

食事やおやつ、計画的に
――手を伸ばせないような工夫も

新型コロナウイルス感染症の拡大が続いて家のなかにいることが増えて、つい間食をしていわゆる「コロナ太り」になる人が増えているのではないだろうか。糖分や脂肪分が多く含まれている食べ物は一時的にストレスを軽くする効果がある。そのために、ストレスを感じやすくなっている状況ではそうした食べ物を食べたくなるのだ。

しかし、そうした食べ物は、長い目で見ると、肥満など体に良くない影響があるだけでなく、こころの健康にも好ましくない影響を及ぼすことがわかっている。だから、在宅勤務やコロナなどのためにストレスを感じやすくなっているときには、いつも以上に食事に気をつかうことが望ましい。

そうは言っても、家にいると食べ物にすぐ手を伸ばせる。間食が増えないようにするのはいつも以上に難しい。食べ物のコントロールは、難しい状況にあるということを意識することから始める。

そのうえで、いつ何を食べるか、通常の食事やおやつなどに関連した予定表を作って、それにそって食べるようにする。そうすれば、ストレスがたまっているからとか、おなかが空いたからというように、気持ちに動かされてものを食べることが少なくなる。

おやつなどは大きい袋に入っているものを食べ始めると、途中でやめるのは難しい。やめた方がよいとわかっていても、私もそうだが、いつの間にか全部食べてしまう。だから小さい包装のものを用意して、棚の中など、すぐに手を伸ばせないところに置くように工夫すると良いだろう。

「失敗」は仕切り直しが大事
――続けた努力を否定しない

糖分や脂肪分が多く含まれている甘い食べ物はストレス解消作用があるので、新型コロナウイルス感染症のストレスを感じている今の時期には食べすぎないように気をつけた方がよい、と前回書いた。そのための工夫も紹介したが、そのとき、いくら工夫をしても失敗することがあることも意識しておいたほうがよい。

感情や欲望に流されて、思うように自分をコントロールできないことがあるからだ。それに、自分の力だけではどうしようもないこともある。今年は自粛の影響でずいぶん減ったが、例年だと年末年始の集まりでつい食べ過ぎてしまうこともある。

だからといって、自分に責任がある失敗とはいえない。「失敗」と書いたように、自分が思ったようにできないと、失敗だと考えて自分を責めやすいので注意が必要だ。失敗だと考えると、「どうせ何をやってもダメだ」と決めつけてすべてに投げやりになる。その結果、それ以上努力するのをあきらめると、状況はますます悪くなる。

こうしたこころの動きは、新型コロナウイルス感染症対策でも生まれてくる。これまで多くの人が工夫し努力して第１波、第２波を乗り越えてきた。それなのにまた第３波で感染者が増えると、これまでの努力が無駄だったように思えて自分を責めたり、誰かを批判したくなったりする。

いくら努力してもうまくいかないことがあるという現実を受け止め、ずっと続けた努力を否定しないようにしたい。うまくいかないことがあっても、仕切り直しをして取り組みを続けることが大事だ。

思いやり置き去りの組織
——互いを思いやる気持ちを取り戻す

今回は個人のこころの健康ではなく、組織という観点から今年（2018年）を振り返りたい。日本的なものづくりの信頼感が揺らいだ年のように思えるからだ。

作業工程で決められた基準を満たしていなかったり、データを操作したりするといった出来事が次々と起こり、トップの謝罪会見が相次いだ。その様子をテレビで見ながら、私は30年以上前に米国に留学したとき、日本のものづくりの力に助けられたことを思い出していた。もっとも私が何かを作ったわけではなく、日本のものづくりのこころが私の助けになったのだ。

留学当初、私は英語が不十分なこともあり病院の仕事が思うようにいかず悩んでいた。そのとき、ある教授が「あんなに素晴らしい自動車を作る国から来たんだから頑張ればうまくいく」と励ましてくれた。そして、何かにつけて私を引き立ててくれたこともあって、自分が期待していた以上の成果を上げて帰国することができた。

使う人のことを思いながら丁寧にものを作り、思いが使い手のこころに響く。そこに作り手への信頼が生まれる。私はそのおこぼれに助けられた。使う人を思いやるこころは、作り手の組織の中にいる人たちがお互いを思いやるこころがあってこそ生まれる。

ところがいつの間にか生産性などに目が向いてしまい、お互いを思いやるこころが置き去りにされたような印象を受ける。組織のこころの健康を取り戻すためには、規律の強化はもちろんだが、立場にかかわらずお互いを思いやる気持ちを取り戻す必要がある。

ハラスメントは想像力の欠如
――組織の健康度を示す思いやり

前回、組織のこころの健康を育てるには思いやりが大切だと書いた。お互いを思いやるこころとはまったく逆の態度がパワーハラスメントやセクシュアルハラスメントなどだ。

しかし、ハラスメントをしている当の加害者は相手を傷つけているという意識がないばかりでなく、相手のことを思いやり行動していると考えていることがほとんどだ。だから自分の態度がハラスメントだと言われると戸惑い、腹を立てることさえある。厳しい態度をとるのは相手を育てるためで、自分も若いころにそのような指導を受けて育ってきたと言う。

その話を聞くと、相手を思いやるようで自分の世界ですべてを判断していることがわかる。相手がどう感じ、考えているかということを思いやる想像力が決定的に欠けているのだ。それでは一緒に仕事をしていこうという信頼関係は生まれない。

部下はその場を何とかやり過ごそうという気持ちになる。そのため、ほとんど意識しないで仕事で手を抜くようになる。それだけではなく、反発心からも手抜きをするようになる。

立場の弱い人は、立場の強い人から強く言われると反論しづらい。だからといって言われるままに受け入れるのも釈然としない。そうすると、要求された通りにしないで反感を表現するようになる。結果として仕事が思うように進まなくなったり、取り返しのつかない大きな問題が起きたりするようになる。

そうならないためにも、会社や地域、家庭でお互いがお互いを思いやれる健康度を大事にしてほしい。

働く場を作り孤立を解消
——地域産業に根ざした愛南町の挑戦

私は愛媛県の寒村の出身だ。地方の町や村は人口が減って生活環境が厳しくなっている。そうした状況のなか、逆転の発想で、精神疾患を持つ患者たちが地域の人たちと一緒に町おこしをしているところがあるというので、先日訪問した。

それが、愛媛県の南部の愛南町だ。愛南町では、誘致した企業がすべて撤退するなど、町の産業が衰退の一途にあった。町にあった150人弱の精神疾患を持つ患者が入院していた病院が音頭を取って、患者と町の人と共同で町おこしが始まった。

10年前に始まったこの活動は、地域産業の衰退という危機的状況を逆に好機とした点で、ユニークだ。その後、海ではアマゴの養殖、山ではシイタケやかんきつ類の栽培、町では温泉経営など多くの事業が展開された。3年前には病院を閉鎖して、ほとんどの患者が町のなかで生活できるようになった。

それが可能になったのは、患者や町の住民の頑張りはもちろんだが、病院のスタッフの驚くほどの情熱があったからだ。この活動を先頭に立って推進した院長は、ほぼ日帰りのような日程でアメリカ西海岸を訪問してアボカドの種を持ち帰った。日本では不可能だとされたアボカド栽培が始まり、東京の有名店に出荷できるまでに成長した。

精神疾患を持っていても、働く場ができて孤立しなくなれば、自分らしく働けることを示した点で愛南町の挑戦は有意義だった。精神疾患の有無にかかわらず、私たち誰もが、自分らしく健康に生きていくために、人間的つながりが大切だということを示した点でも意義がある。

成功のビジョン持ちながら

――「できる」と考えれば結果につながる

愛媛県愛南町で精神科病院に入院中の患者と地域の住民が力を合わせて地域おこしに取り組んで、最終的に入院患者が街で生活できるようになった取り組みについて、前回紹介した。こうした活動は簡単なように思えるが、じつはとても難しい。

原因のひとつが精神疾患に対する偏見だ。何か事件が起きて容疑者が精神疾患を持っていると、精神疾患がいかにも危険なように受け取られる。アメリカでも、銃の乱射事件が起きたときに、犯行に使われる銃ではなく、精神疾患が不当に問題視されたりする。

私が米ニューヨークに留学中のときも、入院患者が退院して住める場所を地域に作ろうと病院スタッフが尽力していたが、住民の反対で実現しなかった。こうした偏見が強いなか、なぜ愛南町で精神疾患を持つ患者が地域に受け入れられ、病院を閉じることができたのだろうか。

地域の産業が衰退し、皆で力を合わせて町おこしをしていく必要が高まっていたことはもちろん追い風になっただろう。しかし、それ以上に、院長をはじめとした病院スタッフや患者、そして地域住民も、一緒に地域おこしをすることができると考えたことが何よりも大きかったと思う。

私たちが何かをするとき、「うまくいかなかったらどうしよう」と考えて心配しているときよりも「うまくいけばどうなるだろう」と前向きに考えたときの方が、成功する確率がずっと高いことがわかっている。愛南町の活動が成功しているのは、うまくいったときのビジョンをきちんと持ちながら活動しているからだ。

人間関係、工夫して守る
――つながりのなかで自分を確認

民放テレビドラマ「半沢直樹」が快調だという（2020年8月）。フィクションだとわかっていても、ついストーリーに引き込まれてしまう。会社に勤めたことがない私には、現実がわからないだけにドラマが面白く感じられているのかもしれない。

ただ、視聴率が高いことを考えると、会社の実態を知っている人にも共感されていることがわかる。その理由のひとつに、このドラマの人間関係が影響しているのだろうと私は考えている。半沢直樹やその仲間、対立するグループの人間たち、みんなが必死の形相で闘い、助け合っている。顔を近づけて大声で罵り合うことさえある。

それを見ていて、いまの世の中の人間関係を気にしている自分に気づいた。新型コロナウイルス感染症が拡大し始めてから、日常生活のなかでこうした場面は、ほとんどなくなった。3密を避け、人との距離を取り、話すときには声をひそめる。オンラインになると、直接顔を合わせることもなくなる。

急激に変化した新しい人間関係に寂しさを感じている人は少なくないはずだ。そうした人たちにはドラマの人間関係が魅力的に感じられ、それが人気に拍車をかけているのではないだろうか。

緊急事態宣言が解除されて人が街にあふれるようになったときに「緩み」が指摘された。しかし私は、緩みではなく寂しさから人を求めて街に出ている人が多いのではないかと考えていた。私たちは、人とのつながりのなかで自分を確認しながら生きている。ウィズコロナの時代、みなが工夫して人間関係を守る努力が必要だ。

気持ち通わせあう大切さ
――記憶に残る啄木の文章

この夏は、とくに暑かったように思う（2019年）。気候の温暖化によるものなのか、私が年を取ってきて暑さに弱くなっているためなのかわからないが、外出するたびに疲れを感じていた。

このように暑いときには、不思議なことに、思春期のころに読んだ石川啄木の文章を決まって思い出す。啄木は、汗まみれになりながら、2階の窓から通りを眺めている様子を書いている。通りでは、行き交う人たちが「暑い」「暑い」と言いあっている。文章からも、じつに暑そうな雰囲気が伝わってくる。

その情景を眺めている啄木は「人間は……孤高の動物ではない」と書き、

「暑い」といくら言っても汗が減りはしないのに、「暑い」と言いあうのは、一人で泣いたり笑ったりしないのと同じ、自己表現をしようとする「人間の本能」だと考える。大事なのは、「暑い」という言葉の意味ではなく「暑い」と言いあうことで互いの気持を通わせあうことなのだと、啄木は言いたいのだろう。

この文章は私の記憶に残っているが、それは、中学から親元を離れた私が一人暮らしをはじめた下宿の部屋が2階にあったからだろう。涙が出るほどに寂しい思いをしていた私のこころに訴えるものがあって、印象に残っている。

その後、この文章の出典がわからず気になっていた。ところが、その話をある出版関係の人にしたところ、「汗に濡れつつ」という小品ではないかと教えてもらった。すっと胸のつかえが取れた。こうした嬉しい体験ができたのもその人と知り合えたおかげだと、人間関係の力を感じて嬉しくなった。

誰もが人生の優秀なコーチ
——体験にはヒントがいっぱい

プロのスポーツ選手が活躍するときに、コーチが大きな役割を果たしているという話を聞く。報道で知るだけの情報だが、選手とはまた違った視点から適切なコメントをする優秀なコーチの存在は確かに大切だろう。

自分の考えや行動を冷静に振り返って問題点を整理し、改善策を考えるというのはなかなか難しい。私たちはほとんど意識せずに考え行動する。考えや行動を一つ一つチェックしていては、いくら時間があっても足りない。瞬時に判断し行動するからこそ、いろいろな局面で問題を手早く処理できるのだ。

一方、とっさの判断で行動してばかりだと、冷静に自分の行動を振り返ることができなくなる。自分の思い込みで行動したり、自分のクセが出たりして、気がつかないうちに調子を崩すことになる。そうしたときに冷静な目で的確な助言ができる人の存在は大きな力になる。

このことはスポーツに限らず、仕事や勉強でも同じだ。だからといって、まわりに優秀なコーチがそんなにいるわけではないと考える人がいるかもしれない。私は必ずしもそう悲観的に考えることはないと思う。プロスポーツの世界は特別かもしれないが、広く人生のコーチを考えたときには、誰でもがお互いに優秀なコーチになれる。

私たちは皆、それぞれに苦労し工夫しながら毎日を生きている。私たちの体験には、誰にも役立つような生き方のヒントが多く含まれる。それを他の人に上手に伝えることで、優秀な人生のコーチになれる。難しく考えないで、自分の体験を生かすようにするだけで十分だ。

認められる実感、活力育む
――チームプレーの効用

日本精神障害者リハビリテーション学会の市民講座で話をする機会をいただいた（２０１９年12月）。精神疾患を持った人たちが社会で生活できるように支援している人たちが議論することを目的とした学会で、今回は新阿武山病院（大阪府高槻市）の職員が中心になって運営に携わっていた。

ずいぶん前に、新阿武山病院に訪問したことがあるが、玄関にサッカーチームのガンバ大阪の旗がたなびいていたのに驚いた。精神科病院とサッカーチームの旗の関係が私の頭のなかでつながらなかったのだ。

院長にその理由を聞いたところ、病院で患者さんのフットサルのチームをつくっていて、そこにガンバ大阪の選手が指導に来てくれているのだという。

精神疾患に対する偏見はまだ残っていて、最初は選手にためらいがあったかもしれない。

しかし、実際に一緒に練習をしてみると、精神障害をもつ人も、そうでない人と同じように動くし、同じようにチームプレーができる。そのことがわかって、それまで以上に積極的に支援をしてもらえるようになったのだと聞いた。

患者さんも頑張って練習をして試合に出るようになる。自分の力が認められ受け入れてもらえているという体験は、やる気につながる。精神的な苦しみも軽くなってくる。国内のほか、海外の精神障害者のチームとも試合をするという。

今回の学会に呼んでもらえたことで、人と人とのつながりは、治療という狭い領域に限らず、誰にとっても大切なことなのだと感じたそのときの体験をあらためて思い出した。

人間的つながり、改めて実感

――こころの健康を保つ信頼感

地球温暖化の影響だろうか。日本では毎年のように豪雨災害が起きるようになった。２０２０年７月も各地で大規模な豪雨災害が起こり、多くの人が避難生活を余儀なくされている。被害にあった地域の人たちの今後の道のりを考えると、胸が痛くなる。

復旧に向けての活動を進めなくてはならないが、被害にあった人たちだけで復旧・復興に向けての活動ができるわけではない。国や自治体など公的な支援はもちろんだが、ボランティアの草の根の支援が大きな力になることは、先の東日本大震災でも体験した。

しかし、２０２０年は新型コロナウイルスの感染拡大のために、広くボランティアを募ることができない。県内や地域内のボランティアしか受け入れることができない状況が続いている。しかし、それでも、予想を上回る人たちがボランティアに参加しているということを知って、こころが温まる思いがした。

はるか昔から、私たち人類は災害や感染症など自然の脅威に襲われ、生き抜いてきた。私たち人間が、お互いに助け合うことの大切さを本能的に知っているからだろう。これまでの研究からも、まわりにいる人たちを信頼してお互いに助け合うことができれば、こころの健康を保てることが実証されている。

親しい人との関係が良い人や地域の人たちへの信頼感が維持できている人は、うつ病を発症する割合が低くなる。ボランティアに参加した高齢者は心身の健康が増すという報告もある。こうした人間的つながりがますます大事になっていると、私は感じている。

災害時は体の要求通りに

――備わった治癒力を信じて

猛暑に大雨、台風、地震と自然災害が続いている。被害にあった方々はどんなに大変な思いをされているかと考えると、こころが重くなる。天候不順や余震が続き、不安な気持ちで毎日を送っている人も多いはずだ。

このようなとき、どうしても睡眠が不規則になりやすい。疲れ果てて食欲がわかないこともある。そうしたときに規則正しい生活を送らないといけないと考えすぎないようにした方がよいだろう。復旧や復興に向けて頑張るためには規則正しい生活が必要と考えてしまいがちだが、そう考えるとかえって緊張が強くなり、生活がますます不規則になりかねない。

自然災害で危険な体験をしたときに、こころや体が緊張状態に入るのは自然なことだ。ぐっすり眠るのは危険で、ゆっくり食事をする余裕などない。こころや体は意識しないレベルでこのように判断し、反応している。そうした無意識レベルの反応を意識的に変えようとしても、大抵はうまくいかない。

そうだとすると、当面はそのようなこころや体の反応に合わせて生活する方がよい。決まった時間に寝て起き、規則的に食事をとるというのではなく、眠くなったら横になり、眠れるときに眠る。おなかがすいたらそのときに食べられるものを食べる。そのようなこころや体の要求に沿って生活しながら、できる作業を少しずつでも続ける。

そうするうちに自然に生活のリズムが取れるようになることが多い。自然治癒力が私たちのこころや体には備わっている。その力を信じながら、今の大変な状況を乗り切ってほしい。

笑顔になると気持ちが晴れる
——「お茶っこ飲みすっぺしの会」

先日、宮城県女川町に出かけた（2019年）。最初に町を訪れたのは東日本大震災の直後だった。当時は電車が不通で、レンタカーでの移動も危険だということで、仙台市からタクシーで移動した。そのとき私を迎えてくれた町の人たちの表情がとても温かかったのが印象的だった。

それから数年間、私はほぼ毎月、女川町に通った。精神科医として診療したわけではない。土地に何の縁もなく、月に1回しか行かない私よりも、土地の医療関係者に診療をお願いした方がずっとよいからだ。

その代わりに私は町の人たちの集会に参加した。「お茶っこ飲みすっぺしの会」と名づけられた集会では歌をうたったり、踊りや手品を披露したりして笑いに包まれた楽しい時間を過ごす。私もその中で少しだけこころの健康について話をした。

活動の中で「海猫太郎」という紙芝居を作った。妻を亡くして落ち込んでいた高齢の海猫太郎さんが、地域との交流を通して元気を取り戻すという内容だ。その後、紙芝居の上演を町の人たちが担当し、それを基に私がこころの健康について解説するという活動が始まった。この活動のおかげもあり、私も住民の中に溶け込むことができた。

今回、女川町を訪問したところ、紙芝居が随分バージョンアップされていた。太郎さんがマージャンなど好きなことをしている場面や集会で声を出して笑う場面など、新しい場面が追加されていた。楽しいことややりがいのあることをして笑顔になると気持ちが晴れる。そうした私の話がこころに残ったのだと思えて、温かい気持ちになった。

禁煙決意させた息子の涙

——留学時代の体験に感謝

ラグビーやオリンピックなど国際的な催しが日本で開催されることなどが影響してか、禁煙の動きが広がっている。喫煙者には厳しいが、健康のため禁煙をするには良い機会だと思う。

じつは、若いころ、私もずいぶんたばこを吸っていた。たばこを吸うのがかっこいいとされていた時代だ。映画やテレビでも主演俳優がよくたばこを吸っていて、憧れもあったのだろう。

私がたばこをやめたのは、米国留学がきっかけだった。１９８０年代半ばで、米国では公の場でたばこが吸えなくなっていた。喫煙のような依存行動は、たばこを吸っている人を目にするなど、手がかり刺激によって行動が誘発される。たばこを吸っている人が目に入ると、無意識に自分も吸いたくなるのだ。逆に、たばこを吸っている人が目に入らないと、吸いたいという気持ちになりにくい。

それに加えて、禁煙に踏み切ることができたのは、家族の存在が大きかった。米国ではすでに、幼稚園でたばこの害を教育していた。幼稚園でたばこの害について教育を受けた息子が、泣きながらたばこをやめてほしいと訴えたのは、かなり心に響いた。自分にとって大事な人間の真剣さに勝るものはない。

海外留学で経済的に苦しい生活をしていたのもよかった。1カ月分のたばこ代で数日分の食費が出ると考えたことで、禁煙行動が後押しされた。禁煙を始めた頃は、ついたばこを吸って後悔する夢を見たりするなど、依存の怖さを体験した。家族の生活費を考え、息子の涙を思い出して、禁煙を続けられた。今ではその体験に感謝している。

精神疾患、学校で教育を
――こころの健康に目を向ける機会を

前回、私が留学中に禁煙できたのは、たばこの害について幼稚園で教えられた息子が泣きながら禁煙するよう懇願したからだと書いた。息子が成人になってからもたばこを吸わないでいるのを見ると、小さいころの教育の大切さを感じる。

思い出したのは、高校で精神疾患について教育することになったという新聞記事を読んだからだ。精神疾患に対するいわれのない偏見を持たないですむようにするためにも、こうした教育をすることは大切だ。

こうした教育は、保護者にとっても意味がある。子どもを通して間接的にこころの健康に目を向ける機会になるからだ。以前に私も参加して行った世界保健機関の調査では、少なくとも5人に1人が、一生のうち1度は治療を受けた方がよい精神疾患にかかることがわかっている。1家族か2家族に1人は精神疾患にかかるという、とても大きい数字だ。

ところが、実際に医療機関を受診する人は2〜3割程度だ。7割以上の人が苦しみを抱えながら過ごしている。子どもの教育は、こころの不調に目を向けることの大切さを伝えることができる可能性がある。

また、子どもの教育に携わっている教員にとっても、自分のこころを振り返る機会になる。教員は、教材の準備や書類作成に追われ孤立しがちで、精神的なバランスを崩しやすい。こころの不調を抱えながら無理をしている教師が己のこころを振り返ることができるのは大切だ。

このようなことからも、精神疾患を教育する機会が生まれたのは素晴らしいと考えている。

やりがいや夢が支えに

——ベック博士との再会

この原稿を書いている私はかなり興奮している。それというのも数日前にアーロン・ベック先生と個人的に話ができたからだ。ベック先生は、私が専門にする認知行動療法の創始者だ。ベック先生にゆかりがある人たちの集まりに招待され、米フィラデルフィアに出かけてきた。

ベック先生は今年（２０１８年）で97歳になった。それでもまだ精力的に研究を続け、こうした集まりを開いては一日中、関係者の発表に耳を傾けている。それだけではなく、随所でコメントや質問をする。この年齢だから体にはいろいろ不調が現れている。まったく目が見えなくなっているし、足が弱って車椅子での生活を送っている。何年か前に会ったときには腕を骨折していた。

体の不具合があってもベック先生は活動を続けている。それができるのは、自分が始めた認知行動療法が世界的に広く使われるようになったことへの喜びがあるからだろう。もっと多くの専門家に使ってもらいたいと考えて研修を続け、まったくの新しい領域でも使われるようにしたいと研究を続けている。

やりがいや夢がこころの健康に大事だということはよく知られるが、それをまさに自分で実践している。そして、その活動を娘のジュディス・ベック博士らが支えている。2017年にベック先生に会ったとき、誰も自分の考えに耳を傾けてくれなかった不遇時代に、中学生だった娘が励ましてくれたことが支えになったと懐かしそうに話していた。

夢や希望を持ち続け、実現に向けて進んでいくときに、こうした信頼できる人の存在は大きな力になる。

心配しすぎず、まずは行動

――危険の過大評価を体験

前回、認知行動療法の創始者のアーロン・ベック先生に会えたため興奮して原稿を書いた。ただ、米国へ出かけるまでは不安だった。私はかなりの心配性だ。久しぶりの米国、それも専門的な話し合いをする会議に参加する。随分長い間、英語から遠ざかっている。会議で話し合いについていけないのはやむをえないが、無事に行って帰れるのか、それがまず心配だった。税関を無事通過できるか、タクシーに乗ってホテルまでたどり着けるか。考えれば考えるほど不安になる。心配になるとさらに心配なことが浮かぶ。こうしたときは、いくらよいことが起きる可能性を考えようとしても、こころから納得できない。

30年前とはいえ、3年近く米国で生活したではないか。そのときは英語で治療までしていたではないか。その後、米国に何度も行って何の問題もなかったではないか。そのように自分に言い聞かせても「いやいや」と反論が頭をもたげてくる。米国で生活していたのは30年近く前のことだ。出入国も最近は厳しいという。そのように考えると、また不安になってくる。

こうしたときには、頭の中だけで考えを切りかえようとしてもほとんど効果はない。不安な状況に実際に足を踏み入れて、自分が心配していることが事実かどうか確認するしかないのだ。百聞は一見にしかずとはよく言ったものので、実際に行動してみると、最初に想像していたほどよくないことは起こらない。心配性の人ほど、危険を過大評価していることが多いからだ。実際に今回も問題がないどころか、幾つも良い体験をすることができた。

心配でも少しだけ頑張ろう
――行動すれば問題点がわかる

米国で会合に出席した。久しぶりの英語の環境できちんと交流できるかどうか不安だったが、実際に出かけるとそれほど心配することはなかった。

私たちは、初めてのことや慣れないことをするときには、どうしても不安を感じやすくなる。不安な気持ちというのは、危険に気をつけるようにという警戒警報だ。私たちはそのようにして自分の身を守っている。だから、そうしたときに、現実以上に心配な気持ちや考えが浮かぶのは自然なことでもある。

ところが、あまりに心配になり行動を制限しすぎると、できなかったという体験だけが残り自信をなくしかねない。だから、心配なときにも思い切って行動して、どのような結果になるかを確認する必要がある。

もしそこで心配なことが起きたとしても、行動していれば何が問題だったかがわかり、その後の対応策を考えることができる。だからといって、やみくもに行動すればよいわけではない。

まずその行動に意味があるのかどうかを考える必要がある。もし意味があるとすれば、少し頑張ってみる価値がある。私が米国までアーロン・ベック先生に会いに行くことはとても大事なことだった。だから思い切って出かけることにしたのだ。

新しく行動をするときには少しだけ頑張るくらいのレベルから始めるのがよい。最初からハードルを上げすぎて失敗すると、ガッカリして先に進めなくなることが多いためだ。今回の私の場合もできそうだと思ったから行動に移せた。できることから少しずつというのも、行動するときのポイントだ。

チーム・地球で団結しよう
――絆の力に大きな役割

米国の大統領選挙で当選を確実にしたジョー・バイデン前副大統領は、米国の団結を訴えた（2020年11月）。これから米国がひとつにまとまれるかどうかで、世界の安定が左右されることになるだろう。私の恩師で友人のアレン・フランセス教授は、日本でも出版された著書『アメリカは正気を取り戻せるか　精神科医が分析するトランプの時代』（創元社、2020年）のなかで、チーム・アース（チーム・地球）としての取り組みが重要になると書いている。

この本は、2016年にトランプ氏が米国大統領に選出された後に出版された。民主党支持者のフランセス教授は、これまでの大統領とは異なるトランプ氏に戸惑いながら、社会的背景を精神医学の立場から読み解こうとした。

そのなかでフランセス教授は、人間が自己中心的になりすぎた現状を指摘し、人間中心の発想ではこの先立ちゆかなくなるだろうとも予測している。世界は、地球温暖化、人口の爆発的増加と食糧難、人種間の対立、さらには新しいタイプの感染症など、本の中で指摘されている問題に直面することになった。

そこまで心配しなくてもよいだろうと私は考えたのだが、近年の状況を目にすると、不幸な形でフランセス教授が指摘した予言が的中しているように思えてくる。

しかし、フランセス教授は絶望してはいない。私たちが力を合わせてチーム・アースで立ち向かえば乗り越えることができると断じている。それは東日本大震災や豪雨災害で日本でも確認された絆の力であり、それが国境を越えて大きな役割を果たすという考えに、私も賛成だ。

第4章 いまできることを探そう

——行動で不安を和らげる方法

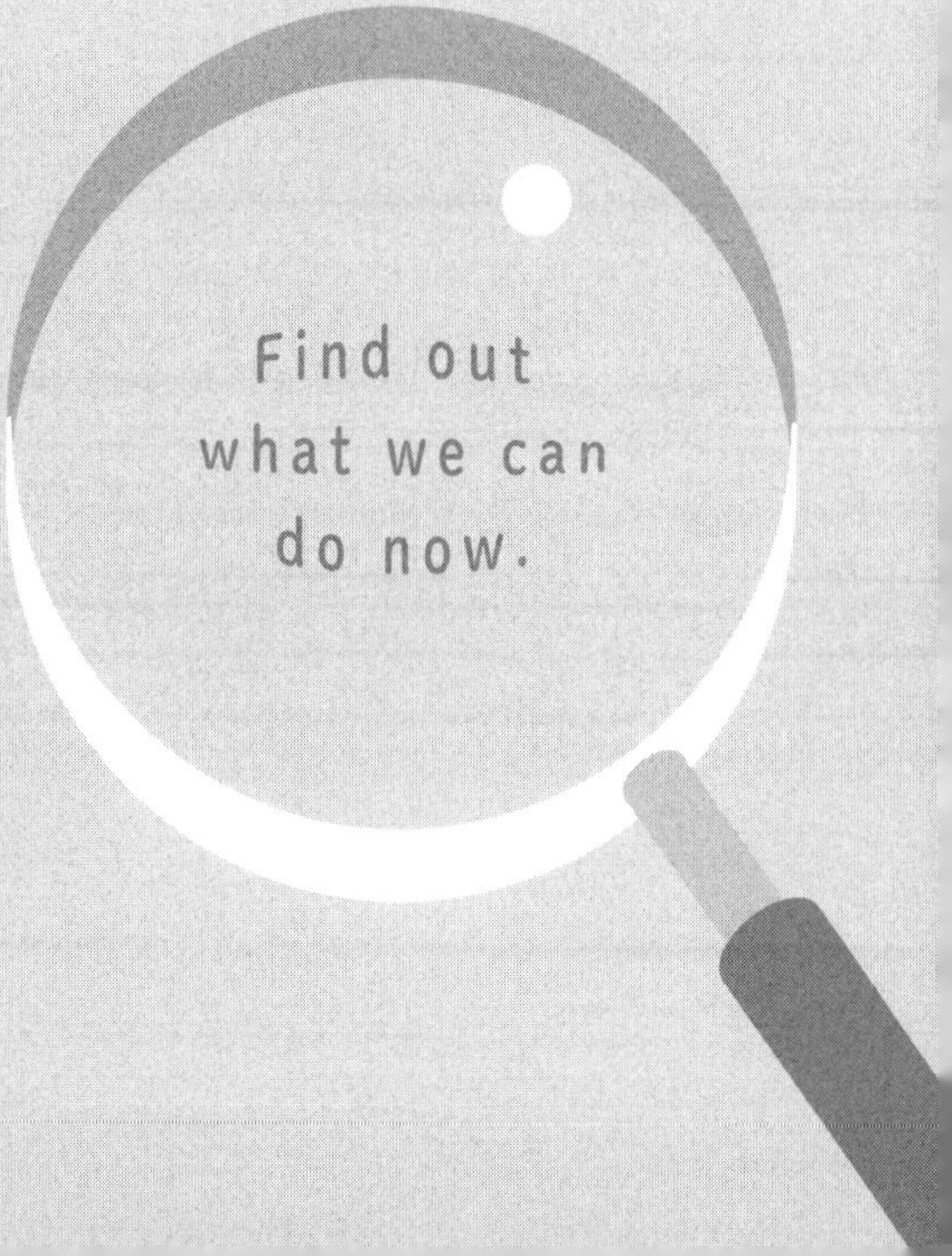
Find out
what we can
do now.

工夫を続けて期待に近づく

行動変容を促すための情報発信の仕方について取材を受けたことがある。新型コロナウイルス感染症の拡大を防ぐためには国民の行動変容を促す必要があると考えた記者からの電話だった。詳しくは覚えていないが、情報をきちんと伝えることが必要だといった話をしたように思う。

それは、行動の背景には認知があるからで、それを私は認知行動変容アプローチと読んでいる。ある行動を期待する場合、単に指示を出すだけで変化を起こすのは難しい。私たちは自分が必要だと考えるから行動を起こす。その行動が必要かどうかを判断するには、正確な情報が必要だ。

今回のコロナ禍で多くの人が戸惑っている大きな理由のひとつが、行動の指示が出されるものの、その指示を裏づける科学的な根拠が十分に示されていないことにある。新型コロナウイルス感染症がどのような場所で、どのような形で感染して、どのような人が重症化し、さらには命を落としているのかについてさえ、具体的な情報が伝わってこない。これだと多くの人が疑心暗鬼になり、自己判断で気ままに行動をするようになってしまう。

コロナ禍に限らず、私たちがストレス状況で的確に判断するためには質の良い情報が必要だ。そうした情報を集めたうえで、できたこと、できなかったことを整理して、工夫を続けていけば自分が期待する現実に近づくことができるようになる。

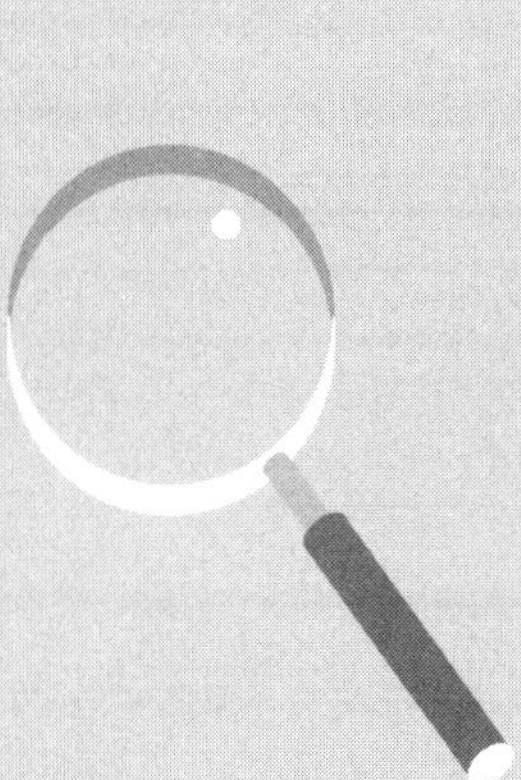

イライラは改善のサイン
――ひとつひとつ対応策を

あるスポーツ番組で、大人を指導するのは難しいと話している人がいた。一般の人を指導している人だったが、いくら教えても同じ失敗を繰り返す人がいると、ついイラッとしてしまうという。話を聞いたプロの指導者は笑いながら、イラッとしてはダメだと助言していた。

大人は体が硬いので、指導されても思うように変わることができない。時間をかけて、少し変わることができるくらいだ。それをわかって指導しないと、教えている方がイライラしてしまう。そうした感情が表に出ると、教わっている人は緊張してうまくいかなくなる。やめた方がよいと思うようになるかもしれない。それでは、せっかく指導した意味がなくなる。

こうしたことは、職場など、日常生活のなかでも起きてくる。新年度が始まったばかりの時期には、職場で慣れない仕事を手がける人が多い。初めての仕事を担当した人は、思うように仕事が進まない。

それまで同じ仕事をしてきた人からすると、考えられないようなミスをしそうになる人もいる。仕事に慣れている人はイライラして、つい厳しく指導したくなる。しかし、スポーツの場合と同じで、厳しく指導をされると、緊張が高まり、仕事が進まなくなる。職場の雰囲気も悪くなって生産性が落ちてくる。

そうした状況に陥りそうなときには、まずできそうな簡単なことから取り組めるようにしていくとよい。本人も焦ってイライラしている。お互いのイライラ感を改善のサインととらえて、一緒にひとつひとつ対応策を考えていくことだ。

不安は自分を守る安全弁
――考えすぎずにできることに集中

新年度が始まった。進級や進学、転勤やそれに伴う転居など変化の多い季節だ。新しい学校に進学したり職場を変わったりして新しい環境に入っていく人も多いだろう。そこまで大きな変化はなくても、クラス替えや人事異動などで周りにいる人が変わった人もいるだろう。

新しい環境では緊張や不安を感じるものだ。人見知りが強い性格だと、こうした変化が苦手だ。私もその一人だが、どんな場所でもいつも通り元気に自分の力を発揮する人を見ると、うらやましくも思える。こちらは少々なことで気持ちが揺れ動いているように思え、いつでも平常心で行動できればと考える。

しかし新しい環境で不安を感じないというのは、必ずしも良いことではない。慣れない環境で、何の不安も感じずにこれまでと同じような行動をしていたのでは、思いがけない失敗をする可能性がある。これまでの経験からは想定できないことが起きるかもしれない。人生、何があるかわからないのだ。

慣れない場所では、むしろ良くないことが起きる可能性を考えて慎重に行動した方が安全だ。私たちは不安を感じるからこそ、良くない事態に備えて準備しようと考える。緊張するからこそ、集中して、しかも慎重に問題に対応できる。実際に良くないことが起きたときの対応法もシミュレーションできる。

不安や緊張は自分を守る安全弁の働きをしている。不安や緊張を感じたときは、そのような気持ちを感じられる自分のこころの力を信じて、あれこれ考えすぎずに今自分にできることに集中するようにしてほしい。

相談する勇気を持とう

――助けを求めて気持ちを軽く

新年度のあわただしさが落ち着いてきた人がいる一方で、新しい環境にまだなじめないでいる人もいるだろう。新規の仕事に取り組んでいたり、引っ越しをして新しい街に住むようになったりしたときには、環境に慣れるのに時間がかかる。

そんなとき、わからないことや困ったことが起きたときには、自分一人で頑張りすぎないで、相談する勇気を持つことも大事だ。私が精神科医になったばかりのころ、先輩の医師たちから「相談できるのは若いうちだから、恥ずかしがらずにどんどん質問をするように」と言われていたのを思い出す。

先輩医師たちが朝早くから夜遅くまで忙しそうに働いている姿を見ている

と、あまり基礎的なことを質問するのは気が引けた。「この忙しいときにそんな簡単なことを聞くな」と思われるのではないかと考えたり、「そんなことも知らないのか」と低い評価を受けるのではと心配になったりしていた。相手の気持ちを深読みして相談できなかったのだ。

そのうち、わからないことがたまってきて、つらい気持ちになる。相談できずに、つらくなるのは自業自得だが、患者さんに迷惑をかけてはいけない。そう考えて思い切って質問するようにしていった。

そうした質問は、実際の体験に基づいているだけに教えが頭に入りやすい。仕事もはかどる。自分の気持ちも軽くなる。必要なときに人の助けを求められる力が大切なのは、若いときに限った話ではない。新しい場所で孤立しがちなこの時期、上手に助けを求めてほしいと思う。

小さい喜び、何ができるか
――やりがいや楽しみを損なわずに

2020年5月、緊急事態宣言の延長が発表されたときに公園や図書館、博物館等は制限を緩和する方向だと聞いて少しホッとした。4月に宣言が出されたころに、公園の遊具にテープを巻いている職員に対して、子どもが不満を口にしているテレビのニュースを見て複雑な気持ちになったからだ。

感染を防ぎたい職員の気持ちも、遊びたい子どもの気持ちもわかる。制限緩和は、問題は公園で遊ぶことではなく、接近や接触に気をつけることが大事だというメッセージだと思った。

子どもに限らず、大人でも、やりがいや楽しみを感じられる体験が減ると、こころの元気が失われてくる。気力や意欲は、脳の報酬系と呼ばれる神経系が刺激されて生まれてくる。「やってよかった」「楽しかった」と思うから、またやってみたいという気持ちになるのだ。うつ病の治療でも、やりがいや楽しみを感じられる活動を無理なく増やしていくことでこころが元気になることがわかっている。

ある看護師が、「小さい喜びをシャワーのように浴びるのがよい」と説明していたが、まさにその通りだ。日ごろ体験しないような特別な喜びである必要はない。家のなかでの家族との会話でも、親しい人とのソーシャルメディアを通した交流でもよい。

きちんと感染対策をとったうえで、外に出て日の光を浴びながら歩くのもよいだろう。公園や美術館で楽しい時間を過ごしてもこころは元気になる。何をしてはいけないかではなく、何が安全にできるかを考えていくことが大切だ。

一時しのぎ避け長い目で

――現実逃避にならないように

やる気を出すためには行動することが大事だ。楽しいと思える行動ややりがいのある行動をすることで、またやってみたいという意欲が出てくるからだ。ただ、待っているだけでは意欲は出ない。

だからといって単に行動すればよいというわけではない。気持ちが落ち込んで元気がない人に、行動が大事だと励ますと、その人は言われるように行動できない自分がダメな人間のように思えて、ますます元気をなくすことがある。行動することでこころが元気になることもあれば、逆に行動しなくてはならないと考えることがストレスになり精神的に参ることもある。

行動するように勧めた方がよいのかどうか迷ったときには、そのように行動することで気持ちが楽になるかどうかを基準に判断するとよい。しかも、判断するときには一時的に楽になるかどうかではなく、少し時間をおいても楽な気持ちが続いているかどうかに目を向ける。

すぐに気持ちが楽になる活動は、どうしても一時しのぎの手段として使われやすい。そうすると一時的に楽になっても、問題が解決するわけではないので、しばらくたてば再びつらくなり、さらにやる気がうせてくる。それに、つらい気持ちを一時的に紛らわせようとするうちにその世界に入り込んで現実逃避してしまう。その典型がインターネットやアルコールだ。

そうした状態に陥るのを避けるためにも、長い目で見て気持ちが楽になるかどうかを判断する必要がある。場合によっては一時的につらくなることをしなくてはならないこともある。

難しい仕事に取りかかる前に
――発想を変えて集中力アップ

長いゴールデンウイークから1カ月以上たって、忙しい毎日を送っている人も多いだろう。私も勤めていた職場を退職してから3年以上たつのにまだ忙しい毎日を送っている。ありがたいと思う半面、少し息抜きをしたいという気持ちにもなる。

私は現役時代から息抜きをするのが苦手で、頼まれ事はすべて引き受けるなど、自分で忙しくしているところがあった。私にかぎらず、忙しくなるとさらに忙しい状況に自分を追い込むようになるようだ。

例えば、私の机は整理が必要な書類でごった返している。ファイルにしたり、PDF文書にしたりしたいと思うが、作業がはかどらず書類がたまっていく。最近になって、それは大変な仕事から先に手をつけようと考えてしまうからだと気づいた。

書類整理など頭を使わない簡単な仕事は後回しにして、午前中の頭がまだ疲れていないときに難しい大変な仕事をしようと考えている。夕方になって、頭も体も疲れたときに難しい仕事に手をつけると、作業がはかどらないだけでなく、ミスをする可能性も高くなるからだ。

ところが、難しい大変な仕事から始めようとすると手がつかない。面倒だという気持ちが出てきて、時間が過ぎてしまう。大変な仕事を最初にするか最後に回すかという極端な発想になっているためのようだ。

まず少しだけ書類整理をして頭を仕事モードに入れてから難しい仕事に取りかかるようにした。少し余裕を持って仕事に集中できるようになったし、机の上も少しだけ片づいた。

言い訳思考と距離を置こう
——健康的な生活を送るには

暑い夏が長かったせいか、秋があっという間に過ぎ去りそうだ。食欲の秋といわれるようにおいしい食べ物が多い。私の場合、秋は学会などで地方に出かけることが多く、その土地の名物料理を食べ過ぎてしまう。

ホテルの朝食もバイキング形式で土地の料理が並んでいたりするので、つい皿に山盛りよそって食べることになる。中性脂肪が高めだし、おなかまわりも気になる。しかし旅行のときくらいは多めに食べてもよいだろうと自分を納得させ、結局は食べ過ぎてしまうことになる。

私たちは、ある行動がよくないからやめるようにと言われると、何かと理由をつけてその行動を続けてしまうことが多い。そうしたときには大体、

「旅行中だから少しくらい多く食べてもよいだろう」と、自分が自分に言い訳をしている。

自分に言い訳などしなくてもよさそうなものだが、気持ちは軽くなる。仮にたくさん食べていても「少しくらいよいだろう」と、「たくさん」を「少し」にこころの中で言い換えて罪悪感を和らげようとしたりする。「高齢になれば少し太っているくらいが健康体」と自分を慰めて、よくない行動を続けようとする。さらには「旅行から帰ってから食事量を抑えよう」と行動を先延ばしにする。

このような言い訳思考や先延ばし思考を使って不健康な行動を続けるのは、食事に限ったことではない。お酒を飲み過ぎたりたばこをやめられなかったりする人たちも同じだ。健康的な生活を送るには、こうした考え方から距離を置いて、何が大切かを冷静に判断することが大切になる。

「投げやり思考」に注意
――失敗は一時的、頑張りを無駄にせず

前回、健康的な食事を習慣化するには「ダイエットは明日から」という先延ばし思考や「特別な集まりだから今日だけはいいだろう」といった言い訳思考に気をつけるとよいと書いた。

しかし、頭ではわかっていてもなかなか実行できないのが人のこころだ。私も同じで、忘年会などの集まりが続くと、つい食べ過ぎ、飲み過ぎてしまう。12月後半になるとクリスマス、そして正月、新年会と多めに食事をする機会が増える。

このような時期は、かなり意志が強くないと食事やアルコールを控えめにするのは難しい。自分の意志だけでなく、人の勧めを断り切れなくて食べす

ぎたり飲みすぎたりしやすい。

こうしたときは「投げやり思考」に気をつけた方がよい。それまで頑張って続けていた行動が、何かの原因で続けられなかったときなどに起こりやすい。「うまくできなかった、もういいや」となるのが典型的。頑張ってきただけに、失敗した自分が許せなくなるのだろう。

1回の失敗だけで自分は何もできないのだと極端に悲観的に考えるようになり、頑張ろうという考えを持てなくなる。その結果、状況はどんどん悪くなり、それまでの頑張りがどこかに消え去ってしまうことになる。

しかし、私たちは何でも完璧にできるほど強くはない。何度もつまずきながら、先に進むのが私たちだ。せっかく頑張ってきたのだ。仮に失敗したとしても、それは一時的なものでしかない。その現実をありのままに受け止めてペースを取り戻す工夫ができれば、それまでの頑張りが生きてくる。

逆境から勝つ「足し算思考」
——目移りせずにできることから

ブリスベン国際の錦織圭選手につづいて全豪オープンで大坂なおみ選手が優勝し、テニスに詳しくない私もつい試合に見入ってしまった（2019年）。それにしても、絶体絶命のピンチのような逆境から勝ちを手に入れる2人の力には驚いてしまう。

若いころの私は逆境に強かったわけではなく、それもあって何度も大学入試に失敗した。大学入試が話題になる今の時期、浪人時代に先が見えづらかったことを思い出す。その頃を思い出しながら錦織選手や大坂選手の試合を見ていると、試験場で追いつめられたように感じたときのこころの切り替え方のヒントが見えてくる。

テニスの選手は、良いプレーができると大げさなほどに声を出し、自分を鼓舞するような態度をとり、自分の力を確認しているように見える。そうすることで自信が生まれるし、次に向かっての気力も出てくる。問題が解けたときに試験場で大きな声を出すことはできないが、こころの中で大げさに自分をほめてみてはどうだろうか。

もちろんそれは問題が解けることが前提だが、そのためには自分の力で解ける問題を見つけ、その問題から取り組むようにする。手をつけてうまくいかなければ、諦めて何とかなりそうな別の問題に取り組む。

目移りしすぎるのは好ましくないが、解けない問題を何とかしようとしても、うまくいかないことが多い。それに試験は合格点が取れればよいのだ。そのように考えてできることを積み重ねる「足し算思考」は、試験やスポーツだけでなく、いろいろな場面で役に立つはずだ。

理解し合うには関係が大事
——言葉だけではないコミュニケーション

3週間の予定で、私が米国留学中の恩師アレン・フランセス博士が、家族を連れて日本を訪問している（2019年）。一緒に日本各地を回っているが彼と一緒にいると気持ちがやすらぐ。

苦手な英語も、いつも以上にスムーズに出てくるし、彼が話す英語もよく理解できる。彼が気を使ってゆっくり、はっきりと話しているからでもあるのだろうが、それ以上に彼と一緒にいるときの安心感が私をそのような気持ちにさせるのだろう。

米国滞在中、彼から教わったもっとも重要なことのひとつは、精神科の治療における人間関係の大切さだ。患者と医師との関係が良くなると、症状の改善が進むし、精神症状に対する薬の効きも良くなる。薬は脳神経に作用するから、人間関係や環境などの影響を受けることなどないように思えるが、そうではない。信頼できる医師から処方されると、効果も高くなる。人間関係というのは脳神経の働きにも影響するようだ。

フランセス博士と話しているときに英語の理解力があがるように、コミュニケーションは単なる言葉だけのやりとりではない。表情や態度、その場の雰囲気など、言葉以外のいろいろな要素が影響する。言葉以外の要素が、言葉の理解を助けるのは、母国語でも同じだ。

母国語でもその内容がすべて理解できるというわけではない。言葉にならないコミュニケーション力をどの程度生かせているかどうかで会話の質は変わってくる。どのような言葉でも、お互いが理解し合うためには関係性が大事だとあらためて認識させられた。

医師との相性、治療を左右
——人間関係が大きく影響

前回紹介したアレン・フランセス博士は、私が米国に留学したときのコーネル大学精神科の外来部長だった。驚いたのは、患者が医師を選択できる仕組みになっていたことだ。

コーネル大学の外来では、まず診断医が何回か患者に会って診断し治療方針を決める。そのうえで治療を担当する医師が紹介されるのだが、患者がその医師に会って気に入らなければ交代してもらえるのだ。実際、私が担当した中にも、日本人（の医師）には私（患者）の気持ちが理解できないと言って、他の医師の担当に変わっていった人がいる。私はちょっと傷ついたが、わかってもらえないと思いながら治療を続けるよりは、信頼できる医師の治療を受けた方が患者のためだと考え直した。

次から次へと主治医を変えるのは良くないが、相性が良い医師の治療を受けるのは悪いことではない。フランセス博士が、外来に導入したのは、それまでの研究で、相性の良い医師に治療してもらうと治療成績が良いという結果が出たからだ。

その研究からは、優秀だと思われている医師が治療しても症状が改善しなかった患者が、あまり優秀ではないと思われている医者に治療されることで症状が改善する場合があることもわかった。これも相性が影響するからだ。

医師との相性によって治療成績が変わるということから考えても、私たちの脳は非常に複雑だということがわかる。治療場面に限ったことではなく、職場や家庭、学校などどのような場面でも、人間関係が私たちのこころの健康に大きく影響していることが容易に想像できる。

復旧へ店主の言葉に勇気

――将来の可能性を考える

台風19号やその後の豪雨では多くの人が被害を受けた（2019年）。自然の脅威を前に人間の無力さを感じるが、あるテレビニュースで報道された飲食店の店主の言葉は、私たちがもつこころの強さを示していて、印象に残った。

店を改築してすぐに被害にあったという店主は、荒れた店内に目をやりながら、復旧までに半年はかかるだろうと言っていた。浸水被害を前に絶望的になっているはずだが、今後に目を向けて復旧に取り組んでいる姿がとても力強く感じられた。

こうしたときに私たちはだれもが、「こんなに被害がひどいと、どうすることもできないのではないか」と悲観的に考えがちだ。絶望的になるのは自然なこころの動きだろう。実際に困ったことが起きているのだから、現実から目を逸らし「これくらい平気だ」と強気になっているとすれば、その方が問題だ。

最初は良くない可能性を想定して、問題にどう取り組めばよいかなど、次に向けての工夫を考えられる。ただ、そのときに、「どうすることもできない」と決めつけてしまうと、先に進めない。「どうすることもできないのではないか」は、あくまでも可能性に目を向けた想像にもとづく考えだ。「どうすることもできない」という考えからは、将来に向けて工夫していこうという思いが消えている。自分で将来の可能性を否定している。

まだ先はある。自分で工夫をすることもできれば、他の人からの支援もあるだろう。そうした可能性を考えながら時間はかかっても先に進んでいこうという店主の言葉に、私はとても勇気づけられた。

悩んだとき、なじみの方法で

――目新しさより当たり前に目を向ける

高校時代に「平凡が大事だ」と言った国語の教師がいた。まだ若かった私には、意味がうまく理解できなかった。何にしても新しいことに挑戦するのが大事だと考えていたからだ。

新しいことへの挑戦は大事だし、そこから思いがけない発見が生まれることもある。しかし、そこばかりに目を向けてしまうと、私たちが繰り返しているごく当たり前のことに目が向かなくなるので、注意が必要だ。

私の恩師で友人の米国の精神科医アレン・フランセス先生が、著書の中で「ブロードウェーで蹄（ひづめ）の音を聞いたら、シマウマではなく馬だと思え」と書いている。病気を診断するとき、医師は新しく注目され始めた珍しい病気の可能性を考える傾向がある。しかし、その前に、それまでごく普通に接してきた病気の可能性を考えることが大切だということを強調するために使った例えだ。

常識的な発想の大切さを教えるフランセス先生の言葉は、健康なこころで毎日を送るためにも役に立つ。私たちはなじみのない目新しい考え方ややり方に気持ちが向きがちだ。私自身がそうだが、広告や本などに今まで考えていたこととまったく違うメッセージがあると目が向く。特に物事がうまくいかず悩んでいるときにそうなりやすい。

目新しい考え方ややり方を使えば、困った状況を切り抜けられることはある。しかし、多くの場合はなじみのある方法を少し工夫して使った方がうまくいく。それが生活の知恵だし、こころの力だ。平凡が大事だと言った教師の言葉の重みを今さらながら感じている。

リカバリーの実践
――疾患の中でも自分を失わず

私の恩師のアーロン・ベック先生ゆかりの専門家が集まる会議に出席した(2019年)。ベック先生は認知行動療法と呼ばれる精神療法を開発した世界的に知られた精神科医で、今年で98歳になる。高齢になっても今なお先頭に立って研究を続けている。

今回も、本会議はもちろんのこと、世界各地の代表者の意見交換会や懇親会など、すべてに出席していた。ただ、身体はもう無理がきかなくなっている。目はほとんど見えないし、自分の足で立つこともできない。会ったときには、拳を軽く突き合わせるグータッチで挨拶をして、大声で話をしなくてはならない。それでも頭が働くうちは、その頭を使って社会に貢献するのだとベック先生は言う。

これはまさに、精神医学でいうリカバリーという考え方だ。精神医学が発展してきたといっても、精神疾患の本態を解明するには至っていない。人の悩みは複雑で、根本治療がわかるまでにはまだ時間がかかりそうだ。

そうした状況では、いわゆる症状や悩みを抱えながらも、自分らしさを失わないで、持っている力を発揮できるようにするのが大事になる。それがリカバリーだ。９月末には精神疾患をもつ人たちが中心になって全国リカバリーフォーラムが開かれた。

ベック先生もまた自分自身がリカバリーの考え方を実践しているのだが、そのためにはアスピレーションが大事だと言っている。夢、希望、情熱といった意味だ。これは、精神疾患や身体疾患をもつ人だけでなく、今を生きているすべての人に大事な考え方だと私は考えている。

自分の努力を認める
――インポスター症候群

前回も書いたが、留学時代の恩師で認知行動療法の創始者であるアーロン・ベック先生に会いにフィラデルフィアを訪れた。ニューヨークを経由しての訪問で、ペンシルベニア大学に移る前の留学先のコーネル大学にも行ってみたかったからだ。

最初の留学先のコーネル大学の分院は、マンハッタン郊外にある。当時住んでいたアパートや病院は、昔ながらのたたずまいで懐かしかった。

もっとも、そのころはきちんとした収入もなく、貧しい生活を送っていた。家族と一緒というのが何よりも心強く、勉強をしなくてはという思いだけで生活できていたように思う。そこで、少しでも生活費の足しになればと、インポスター症候群をテーマにした一般書を翻訳して出版することになった。

インポスターというのは詐欺師という意味。その本によると、つらい気持ちになりやすい人は、うまくいかないと自分の責任だと考える傾向が強いという。一方、取り組んだことがうまくいくと、それは自分の力のためだとは考えずに、たまたまうまくいっただけだと考える。

だから、他の人からほめられると、だましているような気持ちになって居心地が悪い。運が良かっただけで、ほめられるようなことはしていないと考え、自分が詐欺師のように思えてつらくなる。

そこから抜け出して自分らしく生きていくためには、自分の力や努力をきちんと認めることが必要なのだ。その本は生活を豊かにするほどには売れなかったが、生活苦でつらい気持ちになりがちだった私にとってはとても役立つ本だった。

「秘伝」の本質は試行錯誤
――マニュアル時代に大切な教え

この一年（2019年）を振り返ってみて、自分をほめたい出来事のひとつが、2年間にわたる月刊「武道」の連載を無事に終えることができたことだ。2年前の春ごろ、「こころの健康学」の連載で大学時代の空手部で仲間に助けられたことを書いたことがあった。その文章が月刊「武道」の編集者の目にとまって、声をかけてもらえたのが始まりだ。

月刊「武道」は武道館が発刊している雑誌で、武道の専門家とはとうていえない私が連載をすることにためらいはあった。編集者の励ましにも支えられながら、専門にしている精神医学の視点から武道について考えをめぐらせ、何とか最終回にまでたどりつくことができた。

最終回は秘伝について取り上げた。秘伝というと、指導者から弟子にひそかに語り継がれる武道のエッセンスというイメージがある。武道を極めた人たちがたどり着いた内容だから、信頼が置ける弟子にだけそっと伝えるのが秘伝だと考えていた。

ところが、いくつかの秘伝書を読むと、書かれているものは誰の目に触れてもよいと書かれている。考えてみると、文章は文章でしかない。そこに書かれたものを身につけるには、血のにじむような稽古を繰り返さなくてはならない。武道の本質は、そうした試行錯誤の経験を通してしか身につけることができない。

これは、マニュアルが氾濫している現代にも、いやそうした時代だからこそ忘れてはならない大切な教えだ。最終回にこのようなテーマを取り上げることができて、自分なりに満足して本年を終えることができた。

新年、ネガティブを断ち切る
――良い体験を思い出し工夫を

年の初めに、新たな思いを持って一歩を踏み出した人も多いことだろう。一方で、私たちは、短期的にはネガティブ、長期的にはポジティブに考えるようにできている。良くないことが起きた当初は、どうしても悲観的に考える。これは原始時代から続く考え方のパターンだ。

原始時代、猟に出て獲物が捕れなかった場面を想像してみよう。良くないことが起きたときに「何とかなるだろう」とのんびり構えていたのでは、食料が底をつくなど、取り返しのつかないことになりかねない。だから、思いがけないことが起きたときには、まずこうした良くない可能性を考えて対処策を考えようとする。自分の身を守るために私たちが身につけている防衛本能だ。

しかし、少したつと私たちの気持ちや考え方は変わる。最初は大きく動揺しても、落ち着きを取り戻す。動揺したままだと物事に的確に対処できないことが、わかっているからだろう。

そうすると、良くない出来事に関係した過去の体験のなかで、良い体験を思い出すことができる。何日か猟を続けて獲物が手に入った体験や、仲間と一緒に狩りに出ることで獲物を手に入れることができた体験などを思い出すと、先が見えてきて気持ちが楽になってくるし、さらに一歩進んで工夫しようという気持ちにもなってくる。

このようにして私たち人類は生き延びてきたのだが、最初のネガティブな考えにとらわれるとつらい気持ちが続く。年が改まるときは、ネガティブな考えを断ち切る良い機会になる。

つらい体験の意味を考える
——素晴らしい仲間に支えられて

人生をもう一度生き直してみたいかと尋ねられたらどのように答えるかと考えることがある。私は若いころから不自由な生活を送ってきたと感じることが多いからだ。

現実的な不自由さだけでなく、中学生から親元を離れて下宿生活を始めたこと、中高時代に落ちこぼれたこと、大学に何年も入学できなかったこと、米国留学時代に惨めな思いをしたことなど、精神的な不自由さやつらさを体験してきたと思うからだ。しかし、人生を生き直したいかと問われたら「もう十分だ」と私は答えたい。

それには2つの意味がある。ひとつは、つらい体験をもう二度と味わいたくないからだ。しかしそれ以上に、そのつらい体験が必ずしも悪い体験で終わらなかったからだ。『「心の力」の鍛え方——精神科医が武道から学んだ人生のコツ』(岩崎学術出版社、2020年)にも書いたが、落ちこぼれても受け入れてくれる仲間がいた。

運良く大学にも合格して、その後様々な良い体験をすることができた。米国留学でもかけがえのない体験をすることができた。私の人生は決して悪くはなかった。それどころか、素晴らしい家族や仲間、先輩に支えられて忘れられない体験ができた。

そう考えると、これまでの人生を大事にしたいという思いが強くなる。2020年12月7日の日本経済新聞朝刊1面のトップ記事では「逆境が壊す働き方の常識」と題して、厳しいコロナ禍だからこそ可能になった改革について書かれていた。私も、つらい体験をしたからこそ心に残る生き方ができたのだと考えている。

令和を生きる心理学

――過去を振り返り将来を考える

来日した米国の心理学者のマーティン・セリグマン博士と話す機会があった（2019年）。セリグマン博士は、20年近く前にポジティブ心理学を初めて提唱した。

それまでの心理学は、不安や悩みなどネガティブな心理状態に注目して研究が行われていた。ネガティブ感情が生まれるメカニズムを理解し、その苦しみを軽くする手立てを探ることは大切だが、私たちのこころの動きはそれだけではない。やる気や楽しみ、喜びなどポジティブな感情にも目を向けることで、人のこころを広く理解できるようになることを主張して心理学の世界に大きな影響を与えた。

ポジティブ心理学というと良くない面には目を向けないようにするアプローチだと誤解されることがあるが、決してそうではない。よくわかる次のようなエピソードを、セリグマン博士が話してくれた。それは、私の恩師で認知行動療法を開発した精神科医のアーロン・ベック博士との交流についてだ。

認知行動療法は、しなやかに考え、行動することで問題に対処するこころの力を伸ばすことを目的とした精神療法だ。こころの力に目を向けたアプローチを提唱している二人は、同じフィラデルフィアに住んでおり、よく話をするという。人間らしさの本質が将来を考える力にあると話し合っているという。

今に目を向け、今を生きることは大事だ。しかし、それだけでは動物と変わらない。今を生きながら、過去を振り返り、そして将来を考える。これから令和の時代を生きていく上で大切な考え方を教わったと思った。

あとがき

私たちは、新型コロナウイルス感染症に1年半近く苦しんできている。自分自身や大切な人が感染したり、それが重症化したり、さらには命を落としたりした人たちも少なくない。その人たちのことを考えるとこころが痛い。

新型コロナウイルスの感染拡大が始まってから1年半、科学文明が進歩して自然を克服したように思っていても、自然災害や感染症など、私たちの力ではどうすることもできない自然現象が多く残っていることを思い知らされた。私たちが自分らしく生きるために本気で取り組まなくてはならないことが自然界のなかにたくさん存在していることを痛感した1年半だった。

本気で取り組んでもできないことはたくさんある。大自然のなかで私たち一人一人の力はたかがしれている。しかし、その小さい力でも、お互いに力を合わせることができれば、その厳しい自然のなかで自分らしく生きていくことができる。そこで展開されるのは、「勝つか、負けるか」の闘いではない。厳しい自然と共存するなかで、自分らしく、人間らしく生きていくための闘いだ。そして、それは、これまでの歴史のなかで人類が繰り返し体験したことでもある。

私は、四国の愛媛県の寒村の出身だ。手元に「横林村誌」という、私が生まれ育った土地の歴史を記した郷土誌がある。そのなかに、私が子どもの頃に生活していた坂石病院の写真が載っている。私たちの家族は、父が歯科医師として勤務していた病院の中に建てられた古びた木造住宅の中に住んでいた。この病院は、江戸時代から続き、多くの人の命を奪っていた感染症対策の一環として建てられたという。途中で第二次世界大戦のために建設計画は頓挫しかけたが、その後、関係者が力を合わせて建築が再開され、完成した。

私たちの人生のなかには、計画通りに進んでいかないことが少なくない。そうしたときに、「どうせダメだ」と考えてあきらめてしまうと、行動できなくなる。私たちのこころの言葉には不思議なパワーがあるのだ。
「どうせダメだ」と考えると何の変化も起きず、良くない状態が続き、「やっぱりダメだった」と考えるようになる。「どうせ・やっぱり」の魔法にかかってこころの力が奪われていく。そうしたときに少しだけ冷静になって、「ダメかどうか確かめてみよう」と考えなおして工夫できれば、先に進んでいける。こうしたこころの姿勢は、コロナ禍でこころの健康を保つために今まで以上に重要になってきている。

本書は、日本経済新聞朝刊に連載中のコラム「こころの健康学」をまとめた書籍『「こころ」を健康にする本』シリーズの3冊目になる（2018年9月～2021年4月掲載の記事の一部を収載）。連載はまもなく20年目を迎える。読んでくださる方が、ご自分の持っている力に気づき、その力を生かせるような役割を果たすことができればと考えて書き続けてきた。連載当初からの思いを実践につなげるために、新しいことにもチャレンジしている。

２０２０年5月に私は、孤立を強いられることが多いコロナ禍でこころを整える助けになればと考えて、いくつかの企業と協力して「こころコンディショナー」というＡＩチャットボットを作り無料で公開した（https://www.cocoro-conditioner.jp/）。また、関連動画も「こころコンディショナーチャンネル」（https://www.youtube.com/channel/UC47pR36mUzgu8IkToQqtGtQ）としてユーチューブにアップした。チャットボットというのは、テキストを使っておしゃべりしながらこころを整えていくツールだ。幸い、多くの人に利用していただき、東京都や世田谷区のホームページからもアクセスできるようになっている。使用後のアンケートを読むと、孤立してストレスを感じている人の役に立っていることがわかって嬉しかった。「こころコンディショナーを使っているうちに人と話したくなった」と書いた人がいたのも嬉しかった。こうしたツールが、孤立しがちな人にとってのリアルな人間関係への橋渡しになる可能性を示す意見だと考えたからだ。

「こころコンディショナー」

今回のコロナ禍で、私たちは人間的交流の大切さを改めて認識することになった。第3章の冒頭でも書いたように、多くの人が自粛生活に耐えきれずに外に出るのは、「気の緩み」ではなく「人恋しさ」だと私は考えている。こころの健康にとって人間的な交流はとても大きい意味を持っている。お互いが力を出し合えば、1＋1は3にも4にも、それ以上にもなる。物理的距離を取りながら人間的距離を縮めていく工夫が、ウィズコロナ・アフターコロナ時代のこころの健康のために求められている。

大野　裕

2021年5月

著者　大野 裕（おおの ゆたか）
精神科医。1950年生まれ。慶應義塾大学医学部卒業。コーネル大学医学部、ペンシルバニア大学医学部留学などを経て、慶應義塾大学教授、国立精神・神経医療研究センター認知行動療法センター長を歴任。2015年4月より同認知行動療法センター顧問。日本認知療法・認知行動療法学会理事長。日本ストレス学会理事長。日本ポジティブサイコロジー医学会理事長。認知行動療法研修開発センター理事長。ストレスマネジメントネットワーク代表。

アイスクリームが教えてくれる
「こころ」を健康にする本 III

2021年6月25日　1版1刷

著者　大野 裕

発行者　鹿児島昌樹
発行所　日経サイエンス社
https://www.nikkei-science.com/
発売　日経BPマーケティング
〒105-8308　東京都港区虎ノ門4-3-12
印刷・製本　株式会社シナノパブリッシング プレス
ISBN978-4-532-52081-6
